Indice glycémique

• MARABOUT •

Ce texte est extrait de l'ouvrage des professeurs
Jennie Brand-Miller, Kaye Foster-Powell et Stephen Colagiuri :

La révolution glycémique

© Professeurs Jennie Brand-Miller, Kaye Foster-Powell et Stephen Colagiuri 1996, 1998, 2000 et 2002.
Les Professeurs Brand-Miller, Foster-Powell et Colagiuri affirment leurs droits moraux à être reconnus comme les auteurs de cette œuvre, conformément aux Copyrights, Designs et Patents 1998.
© Marabout (Hachette Livre) 2006 pour la traduction et l'adaptation.
Traduction : Dominique Françoise.

Toute reproduction d'un extrait quelconque de ce livre par quelque procédé que ce soit, et notamment par photocopie ou microfilm, est interdite sans autorisation écrite de l'éditeur.

Sommaire

Introduction	5
Liste des aliments les plus consommés	19
Liste complémentaire	47
Recettes	99

Introduction

La nature d'un glucide : l'indice glycémique (IG)

Étrangement, les chercheurs ne se sont pas penchés sur les répercussions que les aliments les plus courants avaient sur la glycémie avant le début des années 1980. Jusqu'alors, ils s'étaient contentés de tester des solutions de sucres purs et d'amidons non modifiés mais leurs conclusions n'étaient pas valables pour les repas traditionnels.

Depuis 1981, des centaines d'aliments ont été testés seuls ou associés à d'autres aliments à la fois sur des sujets en pleine forme et des patients souffrant de diabète. Les professeurs David Jenkins et Tom Wolever de l'Université de Toronto ont été les premiers à parler « d'indice glycémique » pour comparer les incidences des différents glucides sur les variations du taux de glucose sanguin.

L'IG est un instrument validé par le monde scientifique qui permet de décrire la façon dont les glucides contenus dans un aliment spécifique influencent la glycémie. Les aliments à IG élevé renferment des glucides qui ont un effet considérable sur la glycémie alors que les aliments à IG bas contiennent des glucides ayant un effet moindre.

Ainsi, l'IG permet de comparer entre eux les aliments glucidiques et leur influence sur le taux de glucose sanguin, ceux-ci à quantité de glucide égale (par exemple 50 g de glucide apportés par des pommes de terre ou par du potiron).

Dire, par exemple, que tel aliment a un IG à 60 et l'autre à 30 signifie, en clair, que le premier a 60 % de l'effet hyperglycémiant de l'aliment pris comme référence (solution de glucose ou pain blanc selon les auteurs) et que le second a 30 % de cet effet ; finalement, que ce dernier a deux fois moins d'effet sur la glycémie que le premier.

Les travaux de recherche ont remis en question toutes les croyances passées (les résultats eurent l'effet d'une bombe) et, vous le comprendrez aisément, furent l'objet d'une controverse nourrie.

Les chercheurs ont tout d'abord découvert que l'amidon présent dans certains aliments comme le pain, les pommes de terre et certains types de riz est rap*idem*ent digéré et assimilé alors que durant des années, ils avaient affirmé le contraire.

Puis, ils ont trouvé que le sucre présent dans certains aliments, notamment les fruits, les pâtisseries et les glaces, n'augmentait ni d'un seul coup ni durablement le taux de glucose sanguin, ce qui, durant des décennies, avait été considéré comme un fait établi.

À retenir

> L'IG est une mesure permettant de décrire l'influence du sucre sur la glycémie. Il est utilisé pour décrire le type de glucides contenus dans un aliment et susceptibles d'avoir une influence sur l'augmentation du taux de glucose sanguin.

La notion de charge glycémique (CG)

Le taux de glucose dans le sang est déterminé non seulement par la valeur de l'IG mais également par la quantité du glucide ingéré. On comprend facilement que manger une minuscule quantité d'un glucide très hyperglycémiant a moins d'effet sur le taux de glucose qu'ingérer une très grande quantité d'un glucide moins hyperglycémiant : jouent donc bien à la fois la *valeur de l'IG*, teneur en glucides de l'aliment considéré, donc *volume ingéré*.

Prenons un exemple extrême, celui du potiron. L'IG du potiron est très élevé, 75, mais la teneur en glucides digestibles du potiron est très faible, 4 g pour 100 g environ. Pour calculer l'IG, on a donc comparé l'effet sur la glycémie de 25 g de glucides ingérés sous forme de potiron, soit 625 g du légume, à 25 g de glucose. Pour savoir si notre glycémie sera très affectée par un aliment, il faut donc calculer la CG. Elle correspond à l'IG multiplié par la quantité de glucides divisé par 100. Pour reprendre l'exemple extrême du potiron, prenons cette fois-ci la consommation d'une quantité usuelle de ce légume, 125 g par exemple, la teneur en glucides étant de 4 %, l'apport sera donc de 5 g de glucides. Le calcul de la CG sera donc de :

75 multiplié par 5 divisé par 100 = 3,75.

Comme pour la notion d'IG, la notion de CG permet de comparer une prise alimentaire à une autre prise alimentaire. Dire que la CG est de 3,75 ne veut pas dire que le taux de sucre dans le sang va s'élever de 3,75 mais que la prise de cet aliment n'est que de 3,75 % d'une quantité équivalente en poids (125 g) de pain blanc...

Celle d'une cuillère à café de confiture est :

$$(51 \times 5) \div 100 = 2,5.$$

Dans ces deux exemples, la CG est très faible soit parce que les deux produits sont pauvres en glucides soit parce que les portions sont très petites.

La CG est plus élevée pour les aliments riches en glucides, notamment ceux que nous avons tendance à consommer en grande quantité. Comparons la CG des aliments ci-après afin de voir à quel point les portions et l'IG sont des facteurs déterminants :

- 150 g de riz cuit à l'eau : 43 g de glucides et un IG de 83.

La CG est de : $(83 \times 43) \div 100 = 36$.

- 150 g de spaghetti cuits à l'eau : 48 g de glucides et un IG de 44.

La CG est de : (44 x 48) ÷ 100 = 21.

En vérité, la plupart des sucres contenus dans les aliments, et ce quelle qu'en soit la source, ont une incidence plus faible sur l'augmentation de la glycémie que la plupart des amidons.

Il était grand temps d'oublier tout ce qui avait été dit sur les différences existant entre les aliments contenant des amidons et les aliments renfermant des sucres ou entre les glucides simples et les glucides complexes, tout au moins pour ce qui était du taux de glucose dans le sang.

Aujourd'hui encore, il est difficile - même pour un scientifique expérimenté ayant une parfaite connaissance de la composition chimique d'un aliment - de dire quel est l'IG de l'aliment.

À retenir

- Pour connaître la CG d'un aliment, il faut procéder au calcul suivant :

    (IG x Quantité de glucides) ÷ 100.

- Ne parlons plus ni de *glucides simples* ni de *glucides complexes* mais pensons en terme d'IG *bas* ou *élevé*.

Certains lecteurs se demandent certainement quelle est la CG idéale. Or, celle-ci dépend de plusieurs facteurs, à savoir l'*apport énergétique total et l'apport en glucides recherché* (à savoir un *apport modéré* ou *élevé*). Si vous visez un apport quotidien en glucides égal à 250 g et que vous ne voulez consommer que des aliments à IG bas, soit inférieur à 55, la CG par jour devra être inférieure à :

(250 x 55) ÷ 100 = 138 (valeur arrondie).

Souvenez-vous qu'il n'est pas nécessaire de ne consommer que des aliments à IG bas. Si la moitié des glucides ingérés a un IG bas, c'est déjà bien. Vous pouvez, dans ce cas, vous baser sur le calcul suivant :

(250 x 65) ÷ 100 = 163 (valeur arrondie).

Par ailleurs, gardez à l'esprit que les portions indiquées sont données à titre indicatif et ne correspondent pas toujours aux portions que vous consommez réellement. *En cas de doute, pesez vos aliments et, en fonction du poids, déterminez la teneur en glucides et la CG.*

Ne faites pas l'erreur de ne tenir compte que de la CG car vous risquez alors d'opter pour une alimentation pauvre en glucides mais particulièrement riche en graisses – notamment en graisses saturées – et en protéines. *Pour être en bonne santé, vous devez être particulièrement vigilant quant à l'apport en graisses, en fibres et micronutriments. En cas de doute, consultez un diététicien qui saura vous conseiller.*

Nous espérons voir d'ici quelques années l'IG figurer sur les emballages des aliments aux côtés des informations habituelles, notamment les valeurs nutritionnelles.

Les IG répertoriés dans cette partie sont le résultat de tests les plus récents. Toutefois, dès lors qu'un fabricant modifie la teneur d'un produit ou change son procédé de fabrication, l'IG est modifié.

Comment utiliser les listes d'aliments

Vous trouverez au sein de cet ouvrage :

- une première liste regroupant les aliments les plus consommés au quotidien par la plupart d'entre nous (page 19) ;
- une seconde liste comprenant des aliments regroupés par catégorie, aliments dont l'IG a été calculé par des laboratoires spécialisés (page 47).

Pour connaître la valeur de l'IG d'un aliment, reportez-vous à la première liste. Grâce au classement par ordre alphabétique, vous trouverez très rap*idem*ent la réponse à votre question.

Si nous avons décidé d'inclure également dans cet ouvrage la seconde liste, c'est pour mieux répondre à la demande de nombreux lecteurs. En effet, les aliments sont répertoriés par catégorie : viennoiserie ; boissons ; pains ; céréales pour le petit déjeuner et produits de la même famille ; barres aux céréales pour le petit déjeuner ; céréales ; biscuits sucrés ; crackers/gâteaux salés ; produits laitiers et produits dérivés ; fruits et produits à base de fruits ; préparations pour bébés et enfants sevrés ; légumineuses (légumes secs) et fruits à écale ; substituts de repas ; plats prêts à consommer/à préparation rapide ; compléments nutritionnels ; pâtes alimentaires et nouilles asiatiques ; aliments protéinés ; collations, confiseries et pâtisseries ; barres énergétiques ; soupes ; sucres et alcools sucrés ; légumes ; aliments/plats exotiques.

Dans chaque catégorie, les aliments ont été classés par ordre alphabétique, ce qui vous permet d'un seul coup d'œil de connaître l'IG d'un produit donné et de le comparer avec l'IG d'autres aliments. Imaginons que les aliments que vous aimez le plus aient un IG élevé, intéressez-vous alors à leur CG. Si celle-ci est relativement basse comparativement à la CG d'autres aliments appartenant à la même catégorie, un IG élevé ne doit pas vous inquiéter outre mesure. Par contre, si l'IG et la CG affichent tous les deux des valeurs élevées, essayez, tant que faire se peut, de diminuer les portions ou de consommer les aliments à IG élevé avec des aliments à IG très bas (par exemple du riz et des lentilles).

Dans chaque liste figurent l'IG et la CG. La CG a été calculée sur la base d'une portion (portion en grammes variant d'un aliment à l'autre) et la teneur en glucides pour une portion, ces deux éléments apparaissant clairement dans les listes.

Prenons un exemple, celui du riz blanc cuit :

- l'IG est de 45 (en prenant comme référence le glucose) poids d'une portion « normale » : 150 ;
- quantité de glucides apportée par une portion (150 g) ÷ 30 g ;
- CG d'une portion : (45 x 30) ÷ 100 = 14, en réalité 13,5.

Vous pouvez, de ce fait, choisir les aliments ayant un IG bas et/ou une CG basse. Lorsque la teneur en glucides ou la CG n'est pas mentionnée, référez-vous à l'IG.

Rompant avec la règle ci-dessus, nous avons décidé, dans une seconde liste, de donner les valeurs disponibles pour certains autres pays. L'IG des aliments est basé sur les travaux effectués, entre autres, aux États-Unis, au Canada, en Nouvelle-Zélande, au Japon, en Chine, en

Italie, en Suède et en France. Les Australiens ont de la chance car les produits les plus consommés ont pratiquement tous été testés, ce qui n'est pas toujours le cas dans les autres pays. Nous avons également pris la décision de faire figurer des aliments et des plats exotiques.

Suite aux demandes formulées par nombre de personnes, nous avons également mentionné des aliments ayant une très faible teneur en glucides. Lorsque la teneur en glucides est extrêmement basse voire nulle, la valeur de l'IG de ces aliments est égale à [0]. Entrent dans cette catégorie nombre de légumes (avocat, brocoli, etc.) et des aliments riches en protéines (poulet, fromage, thon, etc.).

Liste des aliments les plus consommés

Cette première liste reprend les aliments dont les caractéristiques ont toutes été testées par le même laboratoire en Australie.

Comme le souligne un représentant de la société Kellogg's France :

« Les produits commercialisés aux USA [et également en Australie] ne sont pas nécessairement les mêmes (en termes de composition et valeur nutritionnelle) que ceux que vous pouvez trouver en Europe, même s'ils portent le même nom. La fabrication des produits commercialisés en Europe est réalisée en Europe ».

Ceci est probablement valable pour les autres fabricants. La liste complémentaire donnée page 47 donne des références françaises, quand elles existent, ou obtenues dans des pays autres que l'Australie.

Aliment	IG Glucose = 100	Portion moyenne (en g)	Teneur en glucides par portion	CG pour une portion
• Abricots	57	120	9	5
• Abricots au sirop sans sucre ajouté	64	120	19	12
• Abricots séchés	30	60	27	8
• Agneau	[0]	120	0	0
• All-Bran® céréales (petit déjeuner)	34	30	15	4
• All-Bran Fruit'n'Oats® (*idem*)	39	30	17	7
• All-Bran Soy'n'Fibre® (*idem*)	33	30	14	4
• Ananas en conserve	46	250 ml	34	15
• Ananas frais	66	120	10	6
• Bagel, farine blanche	72	70	35	25
• Baguette, farine blanche	95	30	15	15
• Banane, grosseur moyenne	52 (moy.)	120	24	12
• Barre énergétique au chocolat	43	38	20	8
• Barre müesli avec des fruits secs	61	30	21	13

Aliment	IG Glucose = 100	Portion moyenne (en g)	Teneur en glucides par portion	CG pour une portion
• Betterave rouge	64	80	7	5
• Bœuf	[0]	120	0	0
• Boisson énergétique à l'orange reconstituée	65	250 ml	20	13
• Boisson énergétique chocolatée	31	250 ml	41	13
• Boulgour, blé concassé (prêt à consommer)	48 (moy.)	150	26	12
• Bretzels	83	30	20	16
• Brisures de riz blanc (cuisson à l'autocuiseur)	86	150	43	37
• Bürgen® Fruit Loaf, pain aux fruits secs	44	30	13	6
• Bürgen® Mixed Grain, pain multicéréales	49 (moy.)	30	11	6
• Cacahuètes décortiquées salées	14 (moy.)	50	6	1
• Cantaloup	67 (moy.)	120	6	4

Aliment	IG Glucose = 100	Portion moyenne (en g)	Teneur en glucides par portion	CG pour une portion
• Capellini, pâtes alimentaires, cuites à l'eau	45	180	45	20
• Carottes pelées, cuites à l'eau	49	80	5	2
• Céréales (petit déjeuner)	77	30	27	20
• Cerises	22	120	12	3
• Chips (pommes de terre)	57	50	18	10
• Chips de maïs	42	50	25	11
• Chocolat au lait	41 (moy.)	50	31	13
• Choco Pops® céréales (petit déjeuner)	77	30	26	20
• Coca-Cola®	53	250 ml	26	14
• Cocktail de fruits (en conserve)	55	120	16	9
• Cornflakes® céréales (petit déjeuner)	77	30	25	20
• Confiture à l'abricot, allégée en sucre	55	30	13	7
• Confiture à la fraise	56 (moy.)	30	20	10

Aliment	IG Glucose = 100	Portion moyenne (en g)	Teneur en glucides par portion	CG pour une portion
• Crackers, farine de blé	67	25	14	10
• Crackers, biscuits salés	55	25	17	10
• Crème anglaise maison	43	100	17	7
• Crème glacée	61 (moy.)	50	13	8
• Crème glacée à la vanille, 16 % MG	38	50	9	3
• Crème glacée allégée à la vanille	50	50	6	3
• Crème glacée au chocolat, 15 % MG	37	50	9	4
• Crêpes (préparation instantanée)	67	80	58	39
• Crêpes au sarrasin	102	77	22	22
• Crispix® céréales (petit déjeuner)	87	30	25	22
• Crisproll® pain suédois	71	25	16	12
• Croissant	67	57	26	17

Aliment	IG Glucose = 100	Portion moyenne (en g)	Teneur en glucides par portion	CG pour une portion
• Crunchy Nut Cornflakes® barre chocolatée	72	30	26	19
• Crunchy Nut® pétales de maïs (petit déjeuner)	72	30	24	17
• Crustacés (bouquets, crabe, homard...)	[0]	120	0	0
• Dattes	103	60	40	42
• Dhal bengali, pois chiches	11	150	36	4
• Doughnut	76	47	23	17
• Fanta® orange	68	250 ml	34	23
• Fèves	79	80	11	9
• Fettuccine, pâtes alimentaires aux œufs, cuites	32	180	46	15
• Fibre Plus® barre aux céréales (petit déjeuner)	78	30	23	18

Aliment	IG Glucose = 100	Portion moyenne (en g)	Teneur en glucides par portion	CG pour une portion
• Figues séchées	61	60	26	16
• Flageolets cuits	31	150	20	6
• Flan aux œufs (préparation instantanée)	35	100	17	6
• Flan	65	70	48	31
• Flan (préparation instantanée à froid)	35	100	17	6
• Flocons d'avoine au paillasson de blé	42	250	21	9
• Frites allumettes surgelées, cuites au micro-ondes	75	150	29	22
• Fromage	[0]	120	0	0
• Frosties® pétales de maïs glacées au sucre (petit déjeuner)	55	30	26	15
• Froot Loops® céréales (petit déjeuner)	69	30	26	18
• Fructose pur	19 (moy.)	10	10	2

Liste des aliments les plus consommés / 27

Aliment	IG Glucose = 100	Portion moyenne (en g)	Teneur en glucides par portion	CG pour une portion
• Fruit Loaf Bürgen®, pain aux fruits secs	44	30	13	6
• Galettes de maïs soufflé, sans gluten	87	25	20	18
• Galettes de riz soufflé, blanc	82	25	21	17
• Gâteau à la banane (fait maison)	51	80	38	18
• Gâteau à la vanille avec glaçage à la vanille (préparation instantanée)	42	111	58	24
• Gâteau au chocolat avec glaçage au chocolat	38	111	52	20
• Gâteau de Savoie	46	63	36	17
• Gâteau de Savoie avec nappage chocolat et noix de coco	87	50	29	25
• Gâteau (petit) avec glaçage à la fraise	73	38	26	19
• Gâteaux	59	57	26	15

Aliment	IG Glucose = 100	Portion moyenne (en g)	Teneur en glucides par portion	CG pour une portion
• Gatorade® boisson énergétique	78	250 ml	15	12
• Gaufres	76	35	13	10
• Gaufrettes à la vanille	77	25	18	14
• Glace au chocolat 15 % MG	37	50	9	4
• Gnocchi, pâtes alimentaires	68	180	48	33
• Golden Wheats® céréales (petit déjeuner)	71	30	23	16
• Haricots blancs	38 (moy.)	150	31	12
• Haricots blancs à la sauce tomate (en conserve)	49 (moy.)	150	15	7
• Haricots « Pinto » au naturel	45	150	22	10
• Haricots « Pinto » secs, cuits à l'eau	39	150	26	10
• Haricots « Romano »	46	150	18	8
• Haricots « Mungo » (Chine)	33 (moy.)	180	45	12
• Haricots noirs, cuits à l'eau	30	150	23	7

Aliment	IG Glucose =100	Portion moyenne (en g)	Teneur en glucides par portion	CG pour une portion
• Haricots rouges, égouttés (en conserve)	44 (moy.)	150	17	9
• Haricots rouges, secs, cuits à l'eau	28 (moy.)	150	25	7
• Haricots rouges, trempés et cuits à l'eau	42	150	30	13
• Honey Rice Bubbles® riz soufflé au miel (petit déjeuner)	77	30	27	20
• Honey Smacks® céréales (petit déjeuner)	71	30	23	11
• Igname, pelée, cuite à l'eau	37 (moy.)	150	36	13
• Isostar® boisson énergétique	70	250 ml	18	13
• Jelly Beans® bonbons	78 (moy.)	30	28	22
• Jus de canneberge	58	250 ml	31	18
• Jus d'orange sans sucre ajouté, reconstitué	50 (moy.)	250 ml	18	9

Aliment	IG Glucose = 100	Portion moyenne (en g)	Teneur en glucides par portion	CG pour une portion
• Jus de pamplemousse, sans sucre ajouté	48	250 ml	20	9
• Jus de pomme pur, sans sucre ajouté, reconstitué	40	250 ml	29	12
• Kiwi	58	120	12	7
• Lactose pure	46 (moy.)	10 ml	10	5
• Lait chocolaté écrémé, sucré	34	250 ml	26	9
• Lait concentré sucré	61	50 ml	27	17
• Lait concentré sucré	61	250 ml	136	83
• Lait de soja, 1,5 % MG	44	250 ml	17	8
• Lait de soja, 3 % MG, 120 mg de calcium	44	250 ml	17	8
• Lait de soja, 3 % MG 0 mg de calcium	36	250 ml	18	6
• Lait écrémé	32	250 ml	13	4
• Lait entier frais	31	250 ml	12	4
• Lentilles rouges, cuites à l'eau	26	150	18	5

Aliment	IG Glucose = 100	Portion moyenne (en g)	Teneur en glucides par portion	CG pour une portion
• Lentilles vertes (en conserve)	44	250	21	9
• Lentilles vertes, cuites à l'eau	30 (moy.)	150	17	5
• Lentilles	29 (moy.)	150	18	5
• LifeSavers® bonbons à la menthe poivrée	70	30	30	21
• Linguine, pâtes alimentaires, qualité épaisse, cuites	46	180	48	22
• Linguine, pâtes alimentaires, qualité fine, cuites	52	180	45	23
• Litchis, fruits au sirop (égouttés)	79	120	20	16
• Lucozade® boisson énergétique gazeuse au glucose	95	250 ml	42	40
• Macaroni au fromage	64	180	51	32
• Macaroni cuits	47 (moy.)	180	48	23
• Maïs doux (en boîte)	46	150	28	13

Aliment	IG Glucose = 100	Portion moyenne (en g)	Teneur en glucides par portion	CG pour une portion
• Maltose (50 g)	105	10	10	11
• Mangue	51	120	15	8
• Marmelade d'oranges	55 (moy.)	30	20	9
• Mars® barre chocolatée	65	60	40	26
• M&Ms® cacahuètes au chocolat	33	30	17	6
• Miel	55 (moy.)	25	18	10
• Millet, cuit à l'eau	71	150	36	25
• Milky Bar® barre au chocolat blanc	44	50	29	13
• Mini-Wheats® céréales au blé complet (petit déjeuner)	58	30	21	12
• Mini-Wheats® céréales au blé complet et aux fruits rouges (petit déjeuner)	72	30	21	15
• Mousse à la mangue 1,8 % MG	33	50	11	4
• Mousse au chocolat, 2 % de MG	31	50	11	3
• Mousse aux fraises 2,3 % MG	32	50	10	3

Aliment	IG Glucose = 100	Portion moyenne (en g)	Teneur en glucides par portion	CG pour une portion
• Mousse aux fruits rouges 2,2 % MG	36	50	10	4
• Mousse aux noisettes 2,4 % MG	36	50	10	4
• Müesli, céréales avec du lait 1,5 % MG	39	30	19	7
• Müesli grillé	43	30	17	7
• Muffin	77	30	14	11
• Muffin aux myrtilles (fabrication industrielle)	59	57	29	17
• Muffin aux pommes (fait maison)	46	60	29	13
• Nesquik® à la fraise dissous dans du lait demi-écrémé	35	250 ml	12	4
• Nesquik® au chocolat, dissous dans du lait demi-écrémé	41	250 ml	11	5
• Nouilles chinoises, cuites à l'eau	40	180	39	15

Aliment	IG Glucose = 100	Portion moyenne (en g)	Teneur en glucides par portion	CG pour une portion
• Nouilles chinoises, cuisson rapide (2 mn)	46	180	40	19
• Nouilles chinoises Maggi®, cuites en 2 mn	46	180	40	19
• Nouilles Lungkow, nouilles chinoises aux haricots « Mungo »	33	180	45	18
• Nuggets de poulet (surgelés) réchauffés au micro-ondes (5 mn)	46	100	16	7
• Nutella® pâte à tartiner aux noisettes	33	20	12	4
• Œufs	[0]	120	0	0
• Orange de grosseur moyenne	42 (moy.)	120	11	5
• Orge perlé, cuit à l'eau	25 (moy.)	150	42	11
• Pain à la farine complète	70	30	13	9
• Pain aux fruits secs et aux épices, tranche épaisse	54	30	15	8

Aliment	IG Glucose = 100	Portion moyenne (en g)	Teneur en glucides par portion	CG pour une portion
• Pain aux graines de tournesol et orge	57	30	11	6
• Pain au lait Pasquier®	63	60	32	20
• Pain aux neuf céréales	43	30	14	6
• Pain au son de blé et au miel	49	30	10	3
• Pain blanc, sans gluten, tranché	80	30	15	12
• Pain complet	77	30	12	9
• Pain croustillant, type scandinave	81	25	19	15
• Pain de mie tranché	70	30	14	10
• Pain de seigle	58 (moy.)	30	14	8
• Pain multicéréales, sans gluten	79	30	13	10
• Pain noir au seigle	76	30	13	10
• Pain noir	76	30	13	10
• Pain pita	75	30	16	12
• Pain pour hamburger	61	30	15	9

Aliment	IG Glucose = 100	Portion moyenne (en g)	Teneur en glucides par portion	CG pour une portion
• Pain Pumpernickel au seigle noir	41	30	12	5
• Pain rond kaiser	73	30	16	12
• Pain suédois Ryvita®	69	25	16	11
• Pamplemousse	25	120	11	3
• Panais	97	80	12	12
• Papaye	56	120	8	5
• Pastèque	72	120	6	4
• Patates douces, cuites au four	46	150	25	11
• Pâtes alimentaires torsadées	43	180	44	19
• Pêche, grosse (1)	42 (moy.)	120	11	5
• Pêches au sirop	45	120	17	11
• Pétales de blé soufflées (petit déjeuner)	80	30	21	17
• Petit pain pour hamburger	61	30	15	9

Liste des aliments les plus consommés / 37

Aliment	IG Glucose = 100	Portion moyenne (en g)	Teneur en glucides par portion	CG pour une portion
• Petite crêpe (blini)	69	50	19	13
• Petits pois surgelés, cuits à l'eau	48 (moy.)	80	7	3
• Pita	57	30	17	10
• Pizza au fromage	60	100	27	16
• Pizza Hut® Super Suprême (11,4 % MG)	36	100	24	9
• Pizza Hut® Super Suprême pâte fine (13,2 % MG)	30	100	22	7
• Poire	38 (moy.)	120	11	4
• Poires au sirop	44 (moy.)	120	13	5
• Pois cassés, jaunes, cuits à l'eau (20 mn)	32	150	19	6
• Pois chiches préparés (conserve)	40	150	22	9
• Pois chiches (fait maison)	28 (moy.)	150	30	8
• Pois secs (cuits à l'eau)	22	150	9	2

Aliment	IG Glucose = 100	Portion moyenne (en g)	Teneur en glucides par portion	CG pour une portion
• Poisson	[0]	120	0	0
• Poisson pané surgelé	38	100	19	7
• Polenta, cuite à l'eau	68	150	13	9
• Pomme, grosseur moyenne	38 (moy.)	120	15	6
• Pomme, séchée	29	60	34	10
• Pommes de terre Pontiac, cuite à l'eau (35 mn)	72	150	18	16
• Pommes de terre Désirée, cuites à l'eau (35 mn)	101	150	17	17
• Pommes de terre, cuites au four	85 (moy.)	150	30	26
• Pommes de terre, cuites au micro-ondes	79	15	18	14
• Pommes de terre nouvelles, avec la peau, cuites à l'eau (20 mn)	78	150	21	16

Liste des aliments les plus consommés / 39

Aliment	IG Glucose = 100	Portion moyenne (en g)	Teneur en glucides par portion	CG pour une portion
• Pommes de terre nouvelles (en conserve) réchauffées au micro-ondes (3 mn)	65	150	18	12
• Pop-corn au micro-ondes	72	20	11	8
• Porc	[0]	120	0	0
• Porridge, bouillie de flocons d'avoine	42	250	21	9
• Potiron	75	80	4	3
• Premium Soda Crackers®	74	25	17	12
• Pruneaux secs (6)	29	60	33	10
• Prunes	39	120	12	5
• Purée de pommes de terre (faite maison)	91	150	20	18
• Quatre-quarts	54	53	28	15
• Raisins	53 (moy.)	120	18	8
• Raisins secs	64	60	44	28
• Raisins secs, blonds	56	60	45	25

Aliment	IG Glucose = 100	Portion moyenne (en g)	Teneur en glucides par portion	CG pour une portion
• Raviolis à la viande, sans sauce	39	180	38	15
• Rice Bubble Treat® barre au riz soufflé	63	30	24	15
• Rice Krispies® riz soufflé (petit déjeuner)	82	30	26	22
• Riz basmati blanc, cult	58	150	38	22
• Riz blanc (pesé cuit)	83	150	43	36
• Riz blanc à cuisson rapide (6 mn)	87	150	42	36
• Riz blanc, cuit à l'autocuiseur	92 (moy.)	150	48	44
• Riz brun cuit à l'eau	76	150	38	29
• Riz doongara blanc	56 (moy.)	150	39	22
• Sablés	64	25	16	10
• Saccharose, sucre de table	68 (moy.)	10	10	7
• Salami	[0]	120	0	0
• Sarrasin	54 (moy.)	150	30	16

Aliment	IG Glucose = 100	Portion moyenne (en g)	Teneur en glucides par portion	CG pour une portion
• Saucisses, type Francfort, cuites à la poêle	28	100	3	1
• Scones (préparation instantanée)	92	25	9	7
• Seigle allégé	68	30	14	10
• Semoule cuite	55	67 (sec)	50	28
• Semoule de couscous, cuite à l'eau (5 mn)	65 (moy.)	150	35	23
• Shredded Wheat® au paillasson de blé (petit déjeuner)	75 (moy.)	30	20	15
• Snickers® barre chocolatée au lait	55	60	35	19
• Soda type cola	53	250 ml	26	14
• Son d'avoine, non raffiné	55 (moy.)	10	5	3
• Soupe aux haricots noirs	64	250 ml	27	17
• Soupe de pois (en conserve)	66	250 ml	41	27
• Soupe de pois cassés	60	250 ml	27	16

Aliment	IG Glucose = 100	Portion moyenne (en g)	Teneur en glucides par portion	CG pour une portion
• Soupe de tomate (en conserve)	45	250 ml	17	6
• Spaghetti à la farine complète	42	180	42	16
• Spaghetti sans sauce	44 (moy.)	180	48	18
• Spécial K® céréales (petit déjeuner)	56	30	21	11
• Sport Plus® boisson énergétique	74	250 ml	17	13
• Sustagen® boisson énergétique riche en fibres	33	250 ml	44	15
• Tablettes de glucose	102	50	50	50
• Tacos, à base de farine de maïs (cuits au four)	68	20	12	8
• Tapioca (cuit au lait)	81	250	18	14
• Thon	[0]	120	0	0
• Tortellini, pâtes alimentaires nature	50	180	21	10
• Twix®, biscuit nappé de caramel	44	60	39	17

Liste des aliments les plus consommés / 43

Aliment	IG Glucose = 100	Portion moyenne (en g)	Teneur en glucides par portion	CG pour une portion
• Veau	[0]	120	0	0
• Vermicelle nature	35	180	44	16
• Vita-Brits® céréales (petit déjeuner)	68	30	20	13
• Weet-Bix® céréales (petit déjeuner)	69	30	17	12
• Yaourt maigre avec édulcorant, aux fruits	25	200	13	3
• Yaourt à boire aux fruits	38	200	29	11
• Yaourt aromatisé sucré	33	200	31	10
• Yaourt au soja, sucré aux fruits (2 % MG)	50	200	26	13
• Yaourt maigre aromatisé	31	200	30	9
• Yaourt nature	26	200	10	3

Liste complémentaire

Aliment	IG Glucose = 100	Portion moyenne (en g)	Teneur en glucides par portion	CG pour une portion
ALIMENTS/PLATS EXOTIQUES				
Afrique				
• Banane plantain pas mûre (Musa paradisiaca) (Ghana)	40	120 (crue)	34	13
• Porridge, farine de millet (Kenya)	107	120	50	34
Arabie et Turquie				
• Couscous marocain (ragoût de semoule, pois chiches et légumes)	58	250	29	17
• Houmous (sauce à base de légumes verts et de pois chiches)	6	30	5	0
• Pain turc, farine de blé blanche	87	30	17	15
• Pain turc, farine complète	49	30	16	8

Aliment	IG Glucose = 100	Portion moyenne (en g)	Teneur en glucides par portion	CG pour une portion
Asie				
• Légumes sautés, poulet et riz	73	360	75	55
• Riz blanc au beurre	79	150	51	40
• Riz au curry	67	150	61	41
• Riz au curry avec du fromage	55	150	49	27
• Riz avec gluten	92	150	48	44
• Riz blanc, pauvre en protéines, avec algues séchées (Japon)	70	150	60	42
• Riz jasmin (Thaïlande)	109	150	42	46
• Suschi saumon	48	100	36	17
• Suschi, algues rôties, vinaigre et riz	55	100	37	29
• Vermicelle de riz, Kongmoon (Chine)	58	180	39	22
Île du Pacifique				
• Arbre à pain (Artocarpus altilis) (Australie)	68	120	27	18

Aliment	IG Glucose = 100	Portion moyenne (en g)	Teneur en glucides par portion	CG pour une portion
• Banane plantain verte, cuite à l'eau (Nouvelle-Zélande)	38	120	21	8
• Patates douces	66	150	25	17
Inde				
• Dhal bengali, pois chiches	11	150	36	4
• Dhal avec haricots « Mungo »	43	150	18	8
• Manioc (Manihot utilissima), cuit à la vapeur (1 h)	70	250	18	12
• Millet (Paspalum scorbiculatum)	68	76 (sec)	50	34
• Orge (Hordeum vulgare)	43	150	37	16
• Idli (riz + dhal aux haricots noirs)	69	250	52	36
• Semoule de froment (Triticum aestivum), cuite à la vapeur	55	67 (sec)	50	28
• Semoule de froment (Triticum aestivum), pré-grillée	76	67 (sec)	50	38

Aliment	IG Glucose = 100	Portion moyenne (en g)	Teneur en glucides par portion	CG pour une portion
• Semoule de froment (Triticum aestivum), avec dhal aux haricots noirs	46	71 (sec)	50	23
• Semoule de froment (Triticum aestivum) avec dhal aux haricots « Mungo »	62	71 (sec)	50	31
• Semoule de froment (Triticum aestivum) avec dhal bengali	54	71 (sec)	50	27

BARRES AUX CÉRÉALES POUR LE PETIT DÉJEUNER

Aliment	IG	Portion	Teneur	CG
• Crunchy Nut Cornflakes® (Kellogg's, Australie)	72	30	26	19
• K-Time Just Right® (*idem*)	72	30	24	17
• K-Time Stawberry Crunch®, fraises (*idem*)	77	30	25	19
• Sustain® (*idem*)	57	30	25	14

Aliment	IG Glucose = 100	Portion moyenne (en g)	Teneur en glucides par portion	CG pour une portion
BOISSONS				
Boissons énergétiques				
• Gatorade® (Australie)	78	250 ml	15	12
• Isostar® (Suisse)	70	250 ml	18	13
• Lucozade®, boisson gazeuse (riche en glucose)	95	250 ml	42	40
• Sport Plus® (*idem*)	74	250 ml	17	13
• Sustagen® boisson chocolatée (*idem*)	31	250 ml	41	13
• Sustagen®, boisson riche en fibres (*idem*)	33	250 ml	44	15
• Sustagen Sport® (*idem*)	43	250 ml	49	21
Jus de fruits et de légumes				
• Jus d'ananas, sans sucre ajouté	46	250 ml	34	16
• Jus de canneberge	52	250 ml	31	16
• Jus de carotte frais	43	250 ml	23	10
• Jus d'orange	46	250 ml	26	12

Aliment	IG Glucose = 100	Portion moyenne (en g)	Teneur en glucides par portion	CG pour une portion
• Jus de pamplemousse, sans sucre ajouté	48	250 ml	21	10
• Jus de pomme, sans sucre ajouté	40	250 ml	29	12
• Jus de tomate, en canette, sans sucre ajouté	38	250 ml	9	4
Préparations à base de poudre				
• Nesquik®, aromatisé à la fraise dissous dans lait écrémé (Nestlé, Australie)	35	250 ml	12	4
• Nesquik®, chocolaté 1,5 % MG, dissous dans l'eau (*idem*)	53	250 ml	7	4
• Nesquik®, chocolaté, dissous dans du lait écrémé (*idem*)	41	250 ml	11	5
Sodas				
• Coca Cola®	53	250 ml	26	14
• Boisson fortifiante à l'orange reconstituée	66	250 ml	20	13

Aliment	IG Glucose = 100	Portion moyenne (en g)	Teneur en glucides par portion	CG pour une portion
• Fanta® orange	68	250 ml	34	23
BISCUITS SUCRÉS				
• Arrowroot® (McCormicks's, Canada)	63	25	20	13
• Arrowroot Plus® (*idem*)	62	25	18	11
• Barquette LU®, abricot (LU, France)	71	40	32	23
• Flocons d'avoine	54	25	17	9
• Gaufres, Graham Wafers® (Christie Brown, Canada)	74	25	18	14
• Gaufrettes à la vanille (*idem*)	77	25	18	14
• Grany®, en-cas abricot (LU, France)	55	30	16	9
• Grany®, en-cas fruits des bois (*idem*)	50	30	14	7

Aliment	IG Glucose = 100	Portion moyenne (en g)	Teneur en glucides par portion	CG pour une portion
• LU P'tit Déjeuner® chocolat (*idem*)	45	50	34	14
• LU P'tit Déjeuner® miel et pépites de chocolat (*idem*)	48	50	35	17
• Nutrigrain®, fruits des bois (Kellogg's, France)	57	35	23	13
• Petit LU® Normand (LU, France)	51	25	19	10
• Petit LU® Roussillon (*idem*)	48	25	18	9
• Prince Énergie® + (*idem*)	73	25	17	13
• Prince®, fourré chocolat (*idem*)	52	45	30	16
• Prince Petit Déjeuner® vanille (*idem*)	45	50	36	16
• Rich Tea®, 2 biscuits (Canada)	55	25	19	10
• Sablés	59	25	16	10
• Sablé des Flandres® (LU, France)	57	20	15	8
• Thé® (*idem*)	41	20	16	6
• Véritable Petit Beurre® (*idem*)	51	25	18	9

Liste complémentaire / 55

Aliment	IG Glucose = 100	Portion moyenne (en g)	Teneur en glucides par portion	CG pour une portion
CÉRÉALES				
• Amaranthe, grains éclatés avec du lait (Inde)	97	30	19	18
Blé				
Grains complets				
• Blé, grains complets	45	50 (sec)	33	15
• Blé, grains complets, cuits à la vapeur	44	50 (sec)	33	14
Grains précuits				
• Blé durum, précuit, cuisson 10 mn	50	50 (sec)	33	17
• Blé durum, précuit, cuisson 20 mn	52	50 (sec)	37	19
• Blé durum, précuit dans sachet, réchauffé	40	125	39	16

Aliment	IG Glucose = 100	Portion moyenne (en g)	Teneur en glucides par portion	CG pour une portion
Maïs doux				
• Maïs doux	59	150	33	20
• Maïs doux, surgelé, réchauffé au micro-ondes	47	150	33	16
• Tacos Old El Paso®, cuits au four	68	20	12	8
Maïzena				
• Maïzena, dans eau bouillante salée 2 mn	68	150	13	9
• Maïzena + margarine	69	150	12	9
Millet				
• Millet, cuit à l'eau	71	150	36	25
Orge				
• Orge perlé	25	150	42	11
boulgour (blé concassé)				
• Boulgour, cuit à l'eau 20 mn	48	150	26	12

Aliment	IG Glucose = 100	Portion moyenne (en g)	Teneur en glucides par portion	CG pour une portion
Pilpil de blé				
• Pilpil de blé	67	30	20	13
• Shredded Wheat® (Nabisco, Canada)	83	30	20	17
Riz				
Riz basmati				
• cuit à l'eau	58	150	38	22
• précuit, Uncle Ben's Express®	57	150	41	24
• cuisson rapide, qualité supérieure, Uncle Ben's®	60	150	38	23
Riz blanc, cuit à l'eau				
• Canada	59	150	42	24
• France	47	150	32	46
Riz brun				
• Riz brun	66	150	33	21

Aliment	IG Glucose = 100	Portion moyenne (en g)	Teneur en glucides par portion	CG pour une portion
• Riz brun, cuit à la vapeur	50	150	33	16
• Riz brun doongara, riche en amylose (Australie)	66	150	37	24

Riz étuvé

Aliment	IG	Portion	Teneur	CG
• Riz blanchi, Uncle Ben's®	45	150	36	16
• Riz étuvé	48	150	36	18
• Riz étuvé, cuisson 20 mn Uncle Ben's Natur-reis® (Belgique)	64	150	36	23
• Long grain, cuit à l'eau 5 mn (Canada)	38	150	36	14
• Long grain, cuit à l'eau 15 mn (Canada)	47	150	36	17
• Long grain, cuit à l'eau 25 mn (Canada)	46	150	36	17

Aliment	IG Glucose = 100	Portion moyenne (en g)	Teneur en glucides par portion	CG pour une portion
Riz long grain, cuit à l'eau				
• Inde	48	150	38	18
• 5 mn	41	150	40	16
• 7 mn	64	150	40	26
Riz long grain, cuisson rapide				
• 10 mn	68	150	37	25
• 20 mn	75	150	37	28
• spécial micro-ondes (2 mn)	52	150	37	19
• Long grain et riz sauvage, Uncle Ben's® (Effem Foods, Canada)	54	150	37	20
Riz préparation rapide/riz soufflé				
• Riz blanc à cuisson rapide (1 mn)	46	150	42	19

Aliment	IG Glucose = 100	Portion moyenne (en g)	Teneur en glucides par portion	CG pour une portion
Riz sauvage				
• Riz sauvage de Saskatchewan (Canada)	57	150	32	18
Spécialités à base de riz				
• Mexicain, Uncle Ben's® (Effem Foods, Canada)	58	150	37	22
• Riz cajun, Uncle Ben's® (*idem*)	51	150	37	19
• Riz, haricots et ail, Uncle Ben's® (*idem*)	55	150	37	21
Sarrasin				
• Sarrasin	54	150	30	16
Semoule				
• Semoule, cuite à l'eau (5 mn)	65 (moy.)	150	35	23

Aliment	IG Glucose = 100	Portion moyenne (en g)	Teneur en glucides par portion	CG pour une portion
Seigle, grains complets				
• Seigle, grains complets (Canada)	34	50 (sec)	38	13
• Seigle, grains complets, cuits à la vapeur (*idem*)	34	50 (sec)	38	13
CÉRÉALES POUR LE PETIT DÉJEUNER ET PRODUITS DE LA MÊME FAMILLE				
All-bran®				
• All-Bran® (Kellogg's)	39	30	20	7
• All-Bran® Fruit'n'Oats® (*idem*)	39	30	17	7
• All-Bran® Soy'n'Fibre® (*idem*)	33	30	14	4
Biscuits au blé (pétales de blé non raffiné)				
• Weetabix®	70	30	19	13
Céréales complètes				
• Life® (Quaker Oats Co., Canada)	66	30	25	15

Aliment	IG Glucose = 100	Portion moyenne (en g)	Teneur en glucides par portion	CG pour une portion
• Mini-Wheats®, au blé complet avec des cassis	72	30	21	15
• Mini-Wheats®, au blé complet (Kellogg's)	58	30	21	12

Grains de riz soufflés au chocolat ou au miel

• Choco Pops® (Kellogg's)	77	30	26	20
• Corn Bran® (Quaker Oats, Canada)	75	30	20	15
• Coco Chex® (Nabisco, Canada)	83	30	25	21
• Riz soufflé au miel (Kellogg's)	77	30	27	20

Müesli

• Alpen Muesli® (Wheetabix, France)	55	30	19	10
• Müesli	66	30	24	17
• Muesli® (Sunfresh, Canada)	60	30	18	11

Aliment	IG Glucose = 100	Portion moyenne (en g)	Teneur en glucides par portion	CG pour une portion
Pétales de blé soufflées				
• Pétales de blé soufflées (Quaker Oats, Canada)	67	30	20	13
• Red River Cereal (Mapple Leaf Mills, *idem*)	49	30	22	13
• Rice Chex® (Nabisco, *idem*)	89	30	26	23
Pétales de maïs				
• Céréales pommes & cannelle® (Con Agra Inc., États-Unis)	37	30	22	8
• Cornflakes® (Kellogg's, Australie)	77	30	25	20
• Cornflakes® (*idem*, Canada)	83	30	25	21
• Cornflakes® (*idem*, États-Unis)	92	30	26	24
• Cornflakes Crunchy Nut® (*idem*, Australie)	72	30	24	17

Aliment	IG Glucose = 100	Portion moyenne (en g)	Teneur en glucides par portion	CG pour une portion
• Cornflakes, riche en fibres (Presidents Choice®, Canada)	74	30	23	17
• Cream of Wheat®, Instant (Nabisco, *idem*)	67	250	28	19
• Crispix® (Kellogg's, *idem*)	87	30	25	22
• Energy Mix® (Quaker, France)	80	30	24	19
• Frosties®, pétales de maïs glacées au sucre (Kellogg's, Australie)	55	30	26	15
• Golden Grahams® (General Mills, Canada)	71	30	25	18
• Golden Wheats® (Kellogg's, Australie)	71	30	23	16
• Honey Smacks® (*idem*)	71	30	23	11
• Just Right Just Grains® (*idem*)	62	30	23	14
• Just Right® (*idem*)	60	30	22	13

Aliment	IG Glucose = 100	Portion moyenne (en g)	Teneur en glucides par portion	CG pour une portion
Porridge				
À base de flocons d'avoine roulés				
• Porridge	58	250	22	13
• Bouillie de flocons d'avoine (préparation instantanée)	66	250	26	17
• Pro Stars® (General Mills, Canada)	71	30	24	17
Porridge à la farine d'orge				
• Cheerios® (General Mills, Canada)	74	30	20	15
• Chocapic® (Neslé, France)	84	30	25	21
• Porridge à la farine d'orge complète, 100 % orge qualité traditionnelle (Suède)	68	50 (sec)	34	23
Son d'avoine				
• Son d'avoine, non raffiné	55	10	5	3

Aliment	IG Glucose = 100	Portion moyenne (en g)	Teneur en glucides par portion	CG pour une portion
Special K® - Formulation différente selon les pays				
• Spécial K® (Kellogg's, France)	84	30	24	20
• Team® (Nabisco, Canada)	82	30	22	17
• Total® (General Mills, *idem*)	76	30	22	17

COLLATIONS, CONFISERIES ET PÂTISSERIES

Barres chocolatées

• Mars® barre chocolatée	65	60	40	26
• Barre müesli avec des fruits secs (Uncle Toby's®, Australie)	61	30	21	13
• Snickers®, barre chocolatée	55	60	35	19
• Twisties® (Smith's, Australie)	74	50	29	22
• Twix®, biscuit nappé de caramel (États-Unis)	44	60	39	17

Bonbons

• Jelly Beans®, assortiments de bonbons (Australie)	78	30	28	22

Aliment	IG Glucose = 100	Portion moyenne (en g)	Teneur en glucides par portion	CG pour une portion
• LifeSavers® bonbons à la menthe poivrée (Nestlé, Australie)	70	30	30	21
Bretzels et chips				
• Bretzels	83	30	20	16
• Chips de pommes de terre salées	54	50	21	11
Chocolat au lait				
• Chocolat au lait, qualité traditionnelle	34	50	22	7
• Chocolat au lait, (Cadbury's®, Australie)	49	50	30	14
• Chocolat au lait (Nestlé®, *idem*)	42	50	31	13
• Chocolat au lait, à faible teneur en sucre, au maltitol (Belgique)	35	50	22	8
• Chocolat blanc Milky Bar® (Nestlé, Australie)	44	50	29	13

Aliment	IG Glucose = 100	Portion moyenne (en g)	Teneur en glucides par portion	CG pour une portion
Chips de maïs				
• Chips de maïs, salées (Doritos®, Australie)	42	50	25	11
• Nachips Old El Paso® (Canada)	74	50	29	21
Crackers/Gâteaux salés				
• Biscuits, sel, eau, farine (Canada)	63	25	18	11
• Crackers bretons, farine de blé (*idem*)	67	25	14	10
• Pain scandinave au seigle (*idem*)	63	25	16	10
• Pain suédois Ryvita® (*idem*)	69	25	16	11
• Stoned Wheat Thins® (Christie Brown, *idem*)	67	25	17	12
• Premium Soda Crackers® (*idem*)	74	25	17	12

Aliment	IG Glucose = 100	Portion moyenne (en g)	Teneur en glucides par portion	CG pour une portion
Divers				
• Nougat, Jijona (La Fama®, Espagne)	32	3	12	4
• Nutella®, pâte à tartiner aux noisettes	33	20	12	4
Pop-corn				
• Pop-corn, qualité standard, cuit au micro-ondes	72	20	11	8
FRUITS À ÉCALE				
• Amandes	[0]	50	0	0
• Cacahouètes	13	50	7	1
• Noisettes	[0]	50	0	0
• Noix	[0]	50	0	0
• Noix du Brésil	[0]	50	0	0
• Noix de cajou, salées	22	50	13	3

Aliment	IG Glucose = 100	Portion moyenne (en g)	Teneur en glucides par portion	CG pour une portion
• Noix de macadamia	[0]	50	0	0
• Noix de pécan	[0]	50	0	0

FRUITS ET PRODUITS À BASE DE FRUITS

Divers

Aliment	IG	Portion	Teneur	CG
• Cantaloup (*idem*)	65	120	6	4
• Confiture à la fraise	51	30	20	10
• Marmelade d'oranges (Australie)	48	30	20	9
• Salade de fruits (en conserve) (Delmonte®, Canada)	55	120	16	9
• Vitari® dessert, baies sauvages congelées, produit non laitier (Neslé, Australie)	59	10	21	12

Fruits au sirop

Aliment	IG	Portion	Teneur	CG
• Abricots, sans sucre ajouté (Riviera®, Canada)	64	120	19	12

Aliment	IG Glucose = 100	Portion moyenne (en g)	Teneur en glucides par portion	CG pour une portion
• Litchis	79	120	20	16
• Pêche	30	120	11	3
• Pêches, sans sucre ajouté (Delmonte®, *idem*)	52	120	18	9
Fruits crus				
• Abricots	57	120	9	5
• Banane	52	120	24	12
• Cerises	22	120	12	3
• Fraises	40	120	3	1
• Kiwis	53	120	12	6
• Mangue	51	120	17	8
• Orange	42	120	11	5
• Pamplemousse	25	120	11	3
• Papaye	56	120	8	5
• Pastèque	72	120	6	4
• Pêche	42	120	11	
• Poire	37	120	10	3

Aliment	IG Glucose = 100	Portion moyenne (en g)	Teneur en glucides par portion	CG pour une portion
• Pomme, Golden	38	120	15	6
• Prunes	39	120	12	5
• Raisins	46	120	18	8

Fruits dans jus naturel

Aliment	IG	Portion	Teneur	CG
• Poire, Bartlett (Delmonte®, Canada)	44	120	11	5
• Poires, demi-fruit	43	120	13	5

Fruits séchés

Aliment	IG	Portion	Teneur	CG
• Abricots séchés	32	60	30	10
• Pruneaux dénoyautés (Sunsweet®, États-Unis)	29	60	33	10
• Raisins secs	64	60	44	28
• Raisins secs, blonds	56	60	45	25

Jus de fruits et de légumes

Aliment	IG	Portion	Teneur	CG
• Ananas, fruit sans sucre ajouté (Dole®, Canada)	46	250 ml	34	15

Aliment	IG Glucose = 100	Portion moyenne (en g)	Teneur en glucides par portion	CG pour une portion
• Canneberge	58	250 ml	31	18
• Orange	46	250 ml	26	12
• Orange, reconstitué	53	250 ml	18	9
• Orange, reconstitué à partir de concentré congelé (États-Unis)	57	250 ml	26	15
• Pamplemousse, sans sucre ajouté	48	250 ml	20	9
• Pomme, sans sucre ajouté, reconstitué	40	250 ml	28	11
• Tomate en canette, sans sucre ajouté	38	250 ml	9	4

LÉGUMES

Légumes frais

Aliment	IG	Portion	Teneur	CG
• Avocat	[0]	80	0	0
• Betterave rouge (en conserve) (Canada)	64	80	7	5

Aliment	IG Glucose = 100	Portion moyenne (en g)	Teneur en glucides par portion	CG pour une portion
• Brocoli	[0]	80	0	0
• Cassave, cuite, salée (Kenya, Afrique)	46	100	27	12
• Carottes, crues	16	80	8	1
• Carottes pelées et cuites à l'eau	32	80	5	2
• Céleri	[0]	80	0	0
• Chou	[0]	80	0	0
• Chou-fleur	[0]	80	0	0
• Concombre	[0]	80	0	0
• Courge	[0]	80	0	0
• Fèves	79	80	11	9
• Haricots verts	[0]	80	0	0
• Igname	37	150	36	13
• Légumes à feuilles (épinards, roquette, etc.)	[0]	80	0	0
• Maïs doux	54	80	17	9

Aliment	IG Glucose = 100	Portion moyenne (en g)	Teneur en glucides par portion	CG pour une portion
• Maïs doux, surgelé (Canada)	47	80	15	7
• Manioc, cuit au lait (General Mills®, *idem*)	81	250	18	14
• Panais	97	80	12	12
• Patissons	[0]	80	0	0
• Petits pois surgelés, cuits à l'eau	45	80	7	3
• Poivron	[0]	80	0	0
• Rutabaga	72	150	10	7
• Salade verte	[0]	80	0	0
• Taro, cuit à l'eau	55	150	8	4
Pommes de terre				
• Boulettes de pommes de terre cuites à la vapeur	52	150	45	24
• Frites surgelées, réchauffées au micro-ondes (Cavendish Farms®, Canada)	75	150	29	22

Aliment	IG Glucose = 100	Portion moyenne (en g)	Teneur en glucides par portion	CG pour une portion
• Patates douces	61	150	28	17
• Pommes de terre (conserve)	63	150	18	11
• Pommes de terre, cuites au four avec la peau, variété Ontario, chair blanche (Canada)	60	150	30	18
• Pommes de terre, cuites à l'eau, variété Ontario (*idem*)	58	150	27	16
• Pommes de terre, cuites à l'eau, variété Prince Edward Island (*idem*)	63	150	18	11
• Pomme de terre, chair blanche (*idem*)	54	150	27	15
• Pommes de terre nouvelles	62	150	21	13
• Potiron	75	80	4	3
• Purée de pommes de terre (préparation instantanée)	85	150	20	17
• Purée de pommes de terre (faite maison)	73	150	18	13

Aliment	IG Glucose = 100	Portion moyenne (en g)	Teneur en glucides par portion	CG pour une portion
LÉGUMINEUSES (LÉGUMES SECS)				
Haricots				
• Haricots beurre	36	15	20	7
• Haricots blancs (en conserve)	48	150	15	7
Haricots blancs secs				
• Haricots blancs (*idem*)	37	150	25	9
• Haricots blancs, cuits à l'eau (France)	23	150	25	6
• Haricots blancs, cuits à l'eau (Canada)	42	150	25	10
• Haricots blancs (en conserve) (Lancia-Bravo®, *idem*)	52	150	17	9
Haricots « Mungo »				
• Haricots « Mungo » (Phaseolus areus Roxb), cuits à l'eau (Philippines)	31	150	17	5

Aliment	IG Glucose = 100	Portion moyenne (en g)	Teneur en glucides par portion	CG pour une portion
• Haricots « Mungo », cuits à la cocotte-minute (Australie)	42	150	17	7
• Haricots « Mungo », germés (Australie)	25	150	17	4
• Pois, secs, cuits à l'eau (Australie)	22	150	9	2
Haricots « Navy »				
• Haricots « Navy », cuits à la cocotte-minute (King Grains®, Canada)	29	150	33	9
• Haricots « Navy », secs, cuits à l'eau (*idem*)	30	150	30	9
• Haricots « Navy », cuits à l'eau (*idem*)	31	150	30	9
• Haricots « Navy » (King Grains, *idem*)	39	150	30	12

Aliment	IG Glucose = 100	Portion moyenne (en g)	Teneur en glucides par portion	CG pour une portion
• Haricots « Navy », cuits à la cocotte-minute (King Grains, *idem*)	59	150	33	19
Haricots « Pinto »				
• Haricots « Pinto », conservés dans de l'eau salée (Lancia-Bravo®, Canada)	45	15	22	10
• Haricots « Pinto », cuits à l'eau (*idem*)	39	150	26	10
• Haricots « romano » (*idem*)	46	150	18	8
Lentilles				
• Lentilles	29	150	18	5
Lentilles vertes				
• Lentilles, vertes, séchées, cuites à l'eau (Canada)	22	150	18	4
• Lentilles, vertes, séchées, cuites à l'eau (France)	30	150	18	6

Aliment	IG Glucose = 100	Portion moyenne (en g)	Teneur en glucides par portion	CG pour une portion
• Lentilles, vertes, conservées dans de l'eau salée (Lancia-Bravo®, Canada)	52	15	17	9
Lentilles rouges				
• Lentilles, rouges, séchées, cuites à l'eau (Canada)	26	15	18	5
• Mini-haricots de Lima, congelés (York, *idem*)	32	150	30	10
Fèves de soja				
• Fèves de soja, cuites à l'eau (Canada)	15	150	6	1
• Fèves de soja, en conserve (*idem*)	14	150	6	1
• Pois cassés, jaunes, cuits à l'eau (Nupack®, *idem*)	32	150	19	6

Aliment	IG Glucose = 100	Portion moyenne (en g)	Teneur en glucides par portion	CG pour une portion
Pois chiches				
• Pois chiches secs, cuits à l'eau (Canada)	31	150	30	9
• Pois chiches, en conserve, cuits dans de l'eau salée (Lancia-Bravo, *idem*)	42	15	22	9
• Pois chiches, au curry (en conserve) (Canasia®, *idem*)	41	150	16	7
PAINS				
Divers				
• Baguette courante française	78 + 17	83,5	50	39
• Baguette de tradition française	57 + 9	8	50	28,5
• Blini (petite crêpe)	69	50	19	13
• Boule de pain français à la levure	81 + 35	96,3	50	40

Aliment	IG Glucose = 100	Portion moyenne (en g)	Teneur en glucides par portion	CG pour une portion
• Boule de pain français au levain	80 + 18	91,5	50	40
• Boule de pain français complet	85 + 27	98	50	42,5
• Pain au lait Pasquier®	63	60	32	20
• Pain aux fruits secs Bürgen® Fruit Loaf	44	30	13	6
• Pain multicéréales Bürgen® Mixed Grain,	49 (moy.)	30	11	6
• Pain au sarrasin, avec 50 % farine de blé blanche	47	30	21	10
• Pain suédois Crisproll®	71	25	16	12
Pain à la farine de blé blanche				
• Farine blanche	70	30	14	10
Pains à la farine de blé complète				
• Farine complète	72	30	12	8

Aliment	IG Glucose = 100	Portion moyenne (en g)	Teneur en glucides par portion	CG pour une portion
Pain à pâte non levée				
• Pain libanais, à la farine blanche	75	30	16	12
• Pain pita, à la farine blanche (Canada)	57	30	17	10
• Pain plat du Moyen-Orient	97	30	16	15
Pain blanc et garnitures				
• Pain blanc en tranche et beurre (Canada)	59	100	48	29
• Pain blanc en tranche avec fromage au lait écrémé (*idem*)	55	100	47	26
• Pain blanc en tranche avec beurre et fromage (lait écrémé) (*idem*)	62	100	38	23
• Pain blanc en tranche ou complet avec beurre de cacahouètes (*idem*)	59	100	44	26

Aliment	IG Glucose = 100	Portion moyenne (en g)	Teneur en glucides par portion	CG pour une portion
Pain de seigle				
• Pains de seigle noir (Pumpernickel) grosse mouture, 80 % des grains intacts (Suède)	41	30	12	5
• Pain de mie rond (canapés)	55	30	12	7
Pains sans gluten				
• Pain multicéréales, sans gluten	79	30	13	10
• Pain blanc, sans gluten (amidon de blé), non tranché (Royaume-Uni)	71	30	15	11

PÂTES ALIMENTAIRES ET NOUILLES ASIATIQUES

Divers

Aliment	IG	Portion	Teneur	CG
• Capellini (Primo®, Canada)	45	180	45	20
• Fettucine, aux œufs	32	180	46	15
• Tortellini, fromage, cuits à l'eau (Stouffer®, *idem*)	50	180	21	10

Aliment	IG Glucose = 100	Portion moyenne (en g)	Teneur en glucides par portion	CG pour une portion
Linguine				
• Qualité épaisse, farine de blé durum, blanches, fraîches (Suède)	43	180	48	21
• Qualité fine, farine de blé durum (Suède)	49	180	48	23
• Qualité fine, fraîches, farine de blé durum, aux œufs 39 % (Suède)	45	180	41	18
Macaroni				
• Macaroni, qualité traditionnelle, cuits à l'eau (5 mn) (Lancia-Bravo®, Canada)	45	180	49	22
• Macaroni au fromage (plat prêt à consommer) (Kraft®, *idem*)	64	180	51	32
Nouilles asiatiques et vermicelles				
• Nouilles asiatiques, cuites à l'eau	47	180	40	19

Aliment	IG Glucose = 100	Portion moyenne (en g)	Teneur en glucides par portion	CG pour une portion
• Nouilles Lungkow, nouilles asiatiques à la farine de haricots « Mungo » (Chine)	32	180	45	15
• Nouilles asiatiques fraîches, à la farine de riz, cuites à l'eau (Sydney, Australie)	40	180	39	15
• Nouilles asiatiques sèches, à la farine de riz, cuites à l'eau	61	180	39	23
• Vermicelles de riz, Kongmoon (Chine)	58	18	39	22

Spaghetti

Spaghetti, farine blanche

Aliment	IG	Portion	Teneur	CG
• Cuisson à l'eau 5 mn	38	180	48	18
• Cuisson à l'eau 7 mn, enrichis en protéines, (Catelli®, Canada)	27	180	52	14
• Cuisson à l'eau 10 mn, farine de blé durum, (Barilla®, Italie)	58	180	48	28

Aliment	IG Glucose = 100	Portion moyenne (en g)	Teneur en glucides par portion	CG pour une portion
• Cuits à l'eau 15 mn	38	180	48	18
• Cuits à l'eau salée 15 mn	44	180	48	21
Spaghetti, farine blanche, semoule de blé durum (Panzani®, France)				
• Cuisson 11 mn	59	182	48	28
• Cuisson 16 mn	65	182	48	31
• Cuisson 22 mn	46	182	48	22
Spaghetti, farine complète				
• Farine complète, cuites à l'eau	37	180	42	16
• Star Pastina, farine blanche, cuites à l'eau (5 mn) (Lancia-Bravo®, Canada)	38	180	48	18
PÂTISSERIES INDUSTRIELLES				
Gâteaux				
• Croissant	67	57	26	17

Aliment	IG Glucose = 100	Portion moyenne (en g)	Teneur en glucides par portion	CG pour une portion
• Doughnut	76	47	23	17
• Flan	65	70	48	31
• Gâteau à la vanille avec glaçage à la vanille	42	11	58	24
• Gâteau au chocolat avec glaçage au chocolat	38	111	52	20
• Gâteau de Savoie	46	63	36	17
• Gâteau de Savoie, nappage chocolat et noix de coco	87	50	29	25
• Gâteaux	59	57	26	15
• Gaufres	76	35	13	10
• Gaufrettes à la vanille	77	25	18	14
• Quatre-quarts	54	53	28	15
• Petit gâteau avec glaçage à la fraise	73	38	26	19
• Tarte sablée à la fraise	42	250	1	1

Aliment	IG Glucose = 100	Portion moyenne (en g)	Teneur en glucides par portion	CG pour une portion
PLATS PRÉPARÉS				
Divers				
• Aloyau avec macédoine de légumes et purée de pommes de terre (Australie)	66	360	53	35
• Légumes sautés avec du poulet et du riz, faits maison (Australie)	73	360	75	55
• Nuggets de poulet, surgelés et réchauffés	46	100	16	7
Pizza				
• Pizza, fromage (Pillsbury®, Canada)	60	100	27	16
• Pizza, complète (Italie)	80	100	27	22
• Pizza, Super Suprême (Pizza Hut®, Australie)	36	100	24	9
• Pizza, Super Suprême, pâte fine et croustillante (*idem*)	30	100	22	7

Aliment	IG Glucose = 100	Portion moyenne (en g)	Teneur en glucides par portion	CG pour une portion
• Pizza Suprême, végétarienne, pâte fine et croustillante (*idem*)	49	100	25	12
• Poisson pané	38	100	19	7
• Poulet au riz (Nestlé®, Australie)	36	400	68	24
• Riz blanc, cuit à l'eau, viande de bœuf hachée grillé, fromage et beurre (France)	22	440	50	11
• Saucisses	28	100	3	1
• Spaghetti bolognaises, faites maison (Australie)	52	360	48	25
• Sushi, saumon (Australie)	48	100	36	17
• Sushi, algues rôties, vinaigre et riz (Japon)	55	100	37	20
• Riz blanc, cuit à l'eau, viande de bœuf hachée grillée, fromage et beurre (France)	27	440	50	14

Aliment	IG Glucose = 100	Portion moyenne (en g)	Teneur en glucides par portion	CG pour une portion
PRODUITS LAITIERS ET PRODUITS DÉRIVÉS				
Boissons à base de lait de soja				
• Milk-shake soja, banane, 1 % MG	30	250 ml	22	7
• Milk-shake soja, chocolat et noisettes	33	250 ml	41	14
• Milk-shake, framboise	34	250 ml	25	8
Crème anglaise/Crème renversée				
• Crème renversée (poudre et lait entier, sans cuisson) (Neslé, Australie)	35	100	17	6
• Crème anglaise, faite maison (Australie)	43	100	17	7
• Crème anglaise allégée TRIM® (Pauls, Australie)	37	100	15	6
• Crème glacée, vanille-chocolat	61	50	13	8

Aliment	IG Glucose = 100	Portion moyenne (en g)	Teneur en glucides par portion	CG pour une portion
• Crème glacée, chocolat, 15 % MG (Sara Lee®, Australie)	37	50	9	4
• Crème glacé à la vanille	32	25	3	1
• Crème glacée, vanille française, 16 % MG (*idem*)	38	50	9	3
Lait de vache				
• Lait entier	27	250 ml	12	3
• Lait de vache fermenté (Ropy Milk®, Suède)	11	250 ml	12	3
• Lait écrémé	32	250 ml	13	4
• Lait concentré sucré (Nestlé®)	61	250 ml	136	83
Lait de soja (contenant de la maltodextrine)				
• Lait de soja, 1,5 % MG, 120 mg calcium	44	250 ml	17	8

Aliment	IG Glucose = 100	Portion moyenne (en g)	Teneur en glucides par portion	CG pour une portion
Yaourts				
• Yaourt	36	200	9	3
• Yaourt allégé, fruits, aspartame, Ski®	14	200	13	2
• Yaourt allégé, fruits, sucré, Ski®	33	200	31	10
• Yaourt allégé (0,9 % MG), fruits, fraises des bois, Ski®	31	200	30	9
• Yaourt soja, pêche et mangue, 2 % MG, sucre	50	200 ml	26	13
PROTÉINES				
• Agneau	[0]	120	0	0
• Bœuf	[0]	120	0	0
• Fromage	[0]	120	0	0
• Crustacés (crevettes roses, crabes, homards, etc.)	[0]	120	0	0
• Œufs	[0]	120	0	0

Aliment	IG Glucose = 100	Portion moyenne (en g)	Teneur en glucides par portion	CG pour une portion
• Poisson	[0]	120	0	0
• Porc	[0]	120	0	0
• Salami	[0]	120	0	0
• Veau	[0]	120	0	0
SOUPES				
• Lentilles vertes, soupe (en conserve) (Canada)	44	250 ml	21	9
• Soupe aux nouilles asiatiques (soupe turque avec du bouillon et des nouilles)	1	250 ml	9	0
• Soupe aux petits pois (Campbell's®, Canada)	66	250 ml	41	27
• Soupe à la tomate	38	250 ml	17	6
SUCRES				
Divers				
• Fructose	19	10	10	10

Aliment	IG Glucose = 100	Portion moyenne (en g)	Teneur en glucides par portion	CG pour une portion
• Glucose (dextrose)	99	10	10	10
• Lactitol	2	10	10	0
• Lactose	46	10	10	5
• Maltose	105	10	10	11
• Saccharose	61	10	10	6
• Xylitol	8	10	10	1
Édulcorants à base de maltitol ou agents de charge				
• Malbit CR (87 % maltitol) (Cerestar®, Belgique)	30	10	10	3
• Maltidex 100 (> 72 % maltitol) (*idem*)	44	10	10	4
• Malbit CR (99 % maltitol) (*idem*)	73	10	10	7
• Maltidex 200 (50 % maltitol) (*idem*)	89	10	10	9
Miel				
• Miel (Canada)	87	25	21	18

Aliment	IG Glucose = 100	Portion moyenne (en g)	Teneur en glucides par portion	CG pour une portion
• Iron Bark (Australie)	48	25	15	7
• Pur (Capilano, *idem*)	58	25	21	12
• Red Gum® (*idem*)	46	25	18	8
• Stringy Bark® (*idem*)	44	25	21	9
• Yapunya® (*idem*)	52	25	17	9
• Yellow Box® (*idem*)	35	25	18	6

Recettes

Introduction

Toutes les recettes que nous vous livrons ici ont été analysées grâce au logiciel de traitement de données nutritionnelles FoodWorks®, mis au point et commercialisé par la société australienne Xyris Software Pty Ltd. Pour chacune d'elles sont précisés l'indice glycémique (IG), le nombre de kilojoules/kilocalories et la teneur en glucides, en graisses et en fibres dans une portion. Toutes ces informations vous aideront à déterminer si telle ou telle recette répond à vos besoins. Si le nombre de portions pour une recette n'est pas un nombre défini mais est compris entre x et y, les données nutritionnelles font référence au nombre de portions le plus élevé. Ces recettes orientées en fonction du mode alimentaire anglo-saxons, nous espérons que les lecteurs apprécieront leurs qualités gustatives.

L'indice glycémique

Pour chacune des recettes, nous avons fait une estimation de l'IG. En effet, il n'est pas toujours facile de définir précisément la valeur de l'IG d'une recette, notamment lorsque les glucides sont sous une forme différente de celle sous laquelle l'IG de base a été défini.

L'énergie fournie par une portion est exprimée en kilojoules (kJ) et en kilocalories (kcal). Une femme entre 18 et 54 ans pratiquant une activité physique modérée consomme environ 8 000 kJ par jour contre 10 000 kJ pour un homme.

Les personnes ayant une activité physique plus importante ont besoin d'un apport énergétique plus élevé.

Les glucides

Inutile de calculer la quantité précise de glucides que vous consommez chaque jour. Toutefois, si vous êtes un sportif de haut niveau ou si vous avez du diabète, connaître la teneur en glucides d'un plat peut vous être utile.

Pour que la moitié de l'apport énergétique soit fournie par des glucides, une femme doit en moyenne consommer 200 g de glucides par jour contre 300 g pour un homme. Pour un sportif de haut niveau, une consommation de glucides comprise entre 300 et 700 g couvre 50 à 60 % de ses besoins énergétiques. Si, pour chaque recette, vous multipliez la teneur en glucides dans une portion par l'IG, vous obtenez la charge glycémique. Pour plus d'informations, reportez-vous aux listes pages 19 et 47 de cet ouvrage.

Les graisses

Nous avons veillé à sélectionner des recettes pauvres en graisses notamment en graisses saturées. Par ailleurs, les matières grasses utilisées sont principalement des graisses mono- et poly-insaturées. Les acides gras essentiels oméga-3 contenus dans le poisson et les crustacés ayant des effets bénéfiques sur l'organisme, nous vous conseillons d'en consommer ainsi que des œufs, enrichis en oméga-3.

La quantité de graisses que chacun d'entre vous doit consommer dépend, d'une part, de l'apport en kJ et, d'autre part, de la composition des aliments sur lesquels repose votre régime alimentaire. Une personne suivant un régime pauvre en graisses devrait, idéalement, consommer entre 30 et 60 g de matières grasses par jour. Si votre objectif n'est pas de perdre du poids, l'apport en graisse peut être supérieur à condition, toutefois, de privilégier les graisses insaturées.

Les fibres

Les autorités sanitaires recommandent un apport en fibres quotidien d'au moins 30 g. Les personnes diabétiques doivent si possible consommer 40 g de fibres par jour. Une tranche de pain complet fournit 2 g de fibres contre 4 g pour une pomme de grosseur moyenne.

Petit-déjeuner

Galettes à la patate douce et au maïs avec des tomates poêlées au basilic

Pour 10 galettes

125 g de farine à la levure
40 g de flocons d'avoine roulée
1 œuf légèrement battu
125 ml de lait écrémé
1 boîte de 270 g de grains de maïs égouttés
1 petite patate douce (150 g) épluchée et râpée
3 à 4 tomates bien mûres,
coupées en rondelles de 1 cm d'épaisseur
1 poignée de feuilles fraîches de basilic
Poivre noir fraîchement moulu

Recette à IG bas
Pour une portion :
• kJ	386
• kcal	90
• glucides	15 g
• lipides	1 g
• fibres	2 g

Dans un saladier de taille moyenne, mélangez la farine et les flocons d'avoine roulée. À l'aide d'un fouet, incorporez l'œuf battu et le lait puis le maïs, la patate douce râpée et le poivre.

Huilez légèrement une poêle antiadhésive et faites-la chauffer à feu modéré. Versez plusieurs cuillerées de pâte dans la poêle chaude et laissez cuire 2 mn jusqu'à ce que de petites bulles se forment à la surface. Retournez la galette et laissez cuire l'autre face 1 à 2 minutes.

Réservez au chaud. Procédez ainsi jusqu'à ce qu'il ne reste plus de pâte.

Une fois les galettes faites, huilez à nouveau légèrement la poêle et faites-la chauffer à feu modéré. Jetez les rondelles de tomates dans la poêle et faites-les dorer 2 minutes. Retournez-les, saupoudrez de basilic et laissez cuire jusqu'à ce que les tomates ramollissent. Disposez les tomates et le basilic sur les galettes et servez.

Milk-shake au miel et à la banane

Pour 2 personnes

1 grosse banane bien mûre
1 cuillère à soupe de céréales All-Bran®
250 ml de lait écrémé très froid
125 ml de lait concentré 0 % très froid
2 c. à c. de miel
Quelques gouttes d'extrait de vanille

Recette à IG bas
Pour une portion :
- kJ   800
- kcal   190
- glucides   35 g
- lipides   0,5 g
- fibres   2 g

Pelez la banane et écrasez-la grossièrement.

Mixez tous les ingrédients environ 30 secondes jusqu'à obtention d'une boisson lisse et onctueuse.

Servez immédiatement.

Remarque Idéal pour un petit-déjeuner rapide et nourrissant. Selon le goût de chacun, la banane sera remplacée par un autre fruit et le lait écrémé par du lait ou des yaourts aromatisés.

Conseil Pour que le milk-shake soit mousseux à souhait, il est impératif que le lait concentré soit très froid.

Bircher de müesli aux fruits frais

Pour 2 personnes

80 g de flocons d'avoine roulée
150 ml de lait écrémé
1 c. à s. de raisins secs
100 g de yaourt nature 0 %
40 g d'amandes râpées
1 pomme râpée
Jus de citron (facultatif)
Fruits frais : fraises, poire, prunes et fruit de la passion

Recette à IG bas
Pour une portion :

• kJ	1 540
• kcal	365
• glucides	50 g
• lipides	11 g
• fibres	6 g

Dans un saladier, mélangez les flocons d'avoine roulée, le lait et les raisins secs.

Couvrez et laissez douze heures au réfrigérateur.

Ajoutez le yaourt, les amandes et la pomme. Mélangez soigneusement.

Versez quelques gouttes de jus du citron (facultatif) et servez avec des fruits frais.

Porridge aux raisins secs

Pour 2 personnes

60 g de flocons d'avoine roulée
250 ml environ de lait écrémé
1 petite banane bien mûre écrasée
1 grosse c. à s. de raisins secs

Recette à IG bas
Pour une portion :
- kJ   890
- kcal   210
- glucides   38 g
- lipides   3 g
- fibres   3 g

Versez les flocons d'avoine roulés dans une casserole ou dans un récipient allant au micro-ondes. Recouvrez-les d'eau et ajoutez environ les 2/3 du lait.

Portez à ébullition et laissez frémir 2 minutes ou faites chauffer au micro-ondes 1 à 2 minutes à la puissance maximale.

Ajoutez la banane et laissez cuire 1 à 2 minutes supplémentaires.

Versez le restant du lait. Mélangez soigneusement jusqu'à obtention d'une préparation lisse puis incorporez délicatement les raisins secs.

Déjeuner léger

Salade de champignons marinés et de boulgour

Pour 4 à 6 personnes

125 g de champignons de Paris coupés en fines lamelles
2 oignons nouveaux émincés finement
160 g de boulgour

Pour la marinade

3 c. à s. de jus de citron
3 c. à s. d'huile d'olive
1 c. à c. de cassonade
1 gousse d'ail écrasée
2 c. à s. de persil haché finement
Quelques feuilles de menthe hachées finement

Recette à IG bas
Pour une portion :
• kJ	810
• kcal	195
• glucides	22 g
• lipides	10 g
• fibres	5 g

Préparation de la marinade Mélangez tous les ingrédients dans un saladier. Ajoutez les champignons et les oignons et recouvrez-les de marinade. Couvrez et laissez une heure au réfrigérateur jusqu'à ce que les champignons ramollissent et soient imprégnés de l'odeur de la marinade.

Pendant ce temps, versez le boulgour dans un saladier. Recouvrez d'eau chaude. Laissez reposer environ 30 minutes jusqu'à ce que les grains de blé aient absorbé l'eau et ramollissent.

Égouttez le boulgour et retirez l'excès d'eau en enveloppant les grains dans du papier absorbant. Mélangez le boulgour et les champignons puis versez le tout dans un plat.

Remarque Une salade très nourrissante particulièrement riche en fibres.

Pâtes Primavera

Pour 2 personnes

150 g de spaghetti - ou toutes autres pâtes - crus
3 tomates de grosseur moyenne (160 g)
1 c. à s. d'huile d'olive
1 c. à s. de câpres égouttées
1 gousse d'ail écrasée ou 1 c. à s. d'ail en poudre
Jus de 1 citron
1 c. à s. de sauce au piment doux
Feuilles de basilic coupées en fines lanières
1 poignée d'oignons émincés
Poivre noir

Recette à IG bas
Pour une portion :

• kJ	1 750
• kcal	415
• glucides	65 g
• lipides	10 g
• fibres	7 g

Faites cuire les spaghetti dans une grande casserole d'eau bouillante en suivant les instructions de l'emballage.

Pendant ce temps, coupez les tomates en dés. Dans un saladier, mélangez-les avec l'huile d'olive, les câpres, l'ail, le jus de citron, la sauce au piment, les olives, le poivre et le basilic.

Égouttez les spaghetti et remettez-les dans la casserole. Versez dessus la préparation à base de tomates et mélangez soigneusement. Servez chaud.

Remarque Un plat délicieux, léger et rapide à préparer.

Nouilles chinoises à la sauce piquante

Pour 4 personnes (servir avec de la viande)

250 g de nouilles chinoises aux œufs
2 c. à c. d'huile
2 gousses d'ail écrasées ou deux c. à c. d'ail en poudre
1 c. à c. de gingembre en poudre
1 c. à c. de piment rouge en poudre
6 oignons nouveaux coupés en rondelles
1 c. à s. de beurre de cacahuète ramolli
2 c. à s. de sauce de soja
250 ml de bouillon de poulet

Recette à IG bas
Pour une portion :

• kJ	1 170
• kcal	280
• glucides	45 g
• lipides	6 g
• fibres	4 g

Jetez les nouilles chinoises dans une grande casserole d'eau bouillante sans couvrir. Au bout de 5 minutes, vérifiez que les nouilles sont cuites et égouttez-les.

Pendant la cuisson des nouilles, faites chauffer l'huile dans une poêle antiadhésive. Ajoutez l'ail, le gingembre, le piment rouge, les oignons nouveaux et faites revenir le tout 1 minute. Retirez du feu.

Incorporez le beurre de cacahuète et la sauce soja puis ajoutez peu à peu le bouillon de poulet. Mélangez jusqu'à obtention d'une préparation lisse et onctueuse. Laissez mijoter à feu doux 2 minutes.

Versez les nouilles dans la sauce et mélangez soigneusement. Servez immédiatement.

Conseil Ajoutez des petits morceaux de poulet ou de viande et un mélange de légumes asiatiques prêts à consommer.

Dîner

Frittata aux épinards, feta et haricots

Pour 8 personnes

1 paquet de 300 g d'épinards hachés surgelés
(les faire décongeler à température ambiante)
1 c. à c. de noix de muscade
150 g de feta émiettée
1 boîte de 400 g de haricots rouges égouttés
3 ou 4 échalotes émincées finement
2 gousses d'ail émincées finement
60 ml d'huile d'olive, d'arachide
ou toute autre huile mono- ou poly-insaturée
5 œufs enrichis en oméga-3, légèrement battus
85 g de farine levante
Sel
Poivre

Recette à IG bas
Pour une portion :
• kJ	950
• kcal	227
• glucides	13 g
• lipides	13 g
• fibres	5 g

Préchauffez le four à 180 °C.

Huilez légèrement 8 petits ramequins allant au four.

Dans un grand saladier, mélangez les épinards, la noix de muscade, la feta, les haricots, les échalotes et l'ail.

Incorporez délicatement l'huile, les œufs, le sel, le poivre et la farine.

Répartissez la préparation dans les ramequins et enfournez-les immédiatement. Laissez dorer et lever la préparation 35 à 40 minutes. Servez chaud ou froid.

Tarte thaïe au thon et patates douces

Pour 8 portions

1 c. à c. d'huile d'arachide (ou toute autre huile mono- ou poly-insaturée)
2 patates douces (environ 500 g)
5 œufs enrichis en oméga-3
1 boîte de 400 g de lait de noix de coco concentré allégé
Zeste de 1 citron
3 c. à s. de coriandre fraîche, émincée finement
3 à 4 échalotes émincées grossièrement
2 gousses d'ail émincées finement
65 g de farine levante
100 g de riz basmati cuit
1 boîte de 425 g de thon au naturel égoutté
1 boîte de 440 g de maïs égouttés
Sel
Poivre noir fraîchement moulu

Recette à IG bas
Pour une portion :
- kJ   1 370
- kcal   327
- glucides   33 g
- lipides   12 g
- fibres   4 g

Préchauffez le four à 180 °C.

Huilez un plat rond allant au four de 30 cm de diamètre.

Épluchez les patates douces et faites-les cuire à la vapeur jusqu'à ce qu'elles ramollissent, soit une vingtaine de minutes. Égouttez-les et coupez-les en morceaux.

Dans un grand récipient, mélangez soigneusement à l'aide d'un fouet les œufs, le lait de noix de coco, le zeste de citron, la coriandre, les échalotes, l'ail et la farine. Salez et poivrez.

Répartissez les morceaux de patates douces, le thon, le riz et le maïs dans le plat allant au four. Versez par-dessus la préparation à base d'œufs.

Enfournez et laissez dorer 1 heure environ.

Découpez des parts et dégustez chaud ou froid avec une salade verte.

Gratin de riz au fromage

Pour 6 personnes

100 g de riz basmati
50 g de persil haché
125 g de gruyère râpé
1 gros oignon (150 g) émincé finement
130 g de purée de maïs
130 g de maïs
1 grosse courgette (180 g) râpée
35 g de champignons émincés finement
3 œufs
500 ml de lait écrémé
1/4 de c. à c. de noix de muscade
1 c. à c. de cumin en poudre
1 blanc d'œuf légèrement battu

Recette à IG bas
Pour une portion :

• kJ	870
• kcal	207
• glucides	27 g
• lipides	4 g
• fibres	3 g

Faites cuire le riz environ 12 minutes dans de l'eau bouillante puis égouttez.

Dans un saladier, mélangez le riz, le persil, la moitié du fromage, l'oignon, la purée de maïs, les grains de maïs, la courgette et les champignons puis transvasez le tout dans un plat allant au four de 25 cm de diamètre légèrement graissé.

Dans un saladier, mélangez à l'aide d'un fouet les œufs, le lait, la noix de muscade et le cumin. Incorporez délicatement le blanc d'œuf légèrement battu et versez le mélange sur la préparation à base de riz. Saupoudrez le restant du fromage sur le dessus.

Enfournez et faites cuire environ 1 heure à feu modéré (180 °C). Vérifiez la cuisson à l'aide de la lame d'un couteau qui doit ressortir bien sèche.

Remarques Le riz, le fromage et les œufs sont des aliments très nourrissants qui remplacent parfaitement la viande. À servir avec une salade composée. Si vous manquez de temps, utilisez des lentilles en conserve.

Croquettes de bœuf et de lentilles

Pour 24 croquettes

100 g de lentilles rouges
400 g de viande de bœuf maigre hachée
1 oignon de grosseur moyenne (120 g), finement émincé
1/2 poivron (50 g), finement émincé
1 gousse d'ail écrasée ou 1 c. à c. d'ail en poudre
2 c. à c. d'herbes aromatiques séchées
80 ml de sauce tomate
1 œuf légèrement battu
70 g de son de blé
Poivre noir fraîchement moulu

Recette à IG bas
Pour une croquette :

• kJ	234
• kcal	56
• glucides	4 g
• lipides	2 g
• fibres	1 g

Faites cuire les lentilles dans de l'eau bouillante une vingtaine de minutes. Égouttez. Préchauffez le four (200 °C).

Dans un saladier, mélangez soigneusement les lentilles avec la viande, l'oignon, le demi-poivron, l'ail, les herbes aromatiques, la sauce tomate, l'œuf et le poivre.

Ajoutez la quantité de son de blé nécessaire pour que la préparation ait la consistance d'un burger. Formez 24 croquettes que vous disposez sur une tôle à pâtisserie légèrement graissée.

Enfournez et laissez cuire environ 40 minutes en prenant soin de retourner les croquettes à mi-cuisson. Vous pouvez également faire cuire les croquettes à feu modéré dans une poêle antiadhésive.

À déguster chaudes avec des légumes ou une salade composée, de la moutarde ou un condiment aigre-doux.

Conseil S'il reste des croquettes, faites-les réchauffer et servez-les dans du pain pita avec un condiment aigre-doux, des rondelles de tomates, de concombre, des carottes râpées et des feuilles de salade.

Kebab marocain

Pour 4 personnes

4 gros pains pita
375 g de viande de bœuf hachée de première qualité
90 g de blé concassé (boulgour)
2 c. à c. d'assaisonnement marocain
1 oignon blanc de grosseur moyenne (120 g)
émincé très finement
1 œuf légèrement battu
3 tomates de grosseur moyenne coupées en dés
1 c. à s. de menthe finement hachée
2 c. à c. d'huile d'olive
2 c. à c. de vinaigre de vin
Salade verte
Houmous (facultatif)

Recette à IG bas	
Pour une portion :	
• kJ	1 984
• kcal	470
• glucides	65 g
• lipides	9 g
• fibres	11 g

Enveloppez les pains pita dans une feuille de papier aluminium et faites-les chauffer 15 minutes au four.

Pendant ce temps, mélangez dans un saladier la viande de bœuf, le boulgour, l'assaisonnement marocain, l'oignon et l'œuf. Formez huit petits pâtés.

Huilez légèrement une poêle antiadhésive et faites cuire les pâtés 4 à 5 minutes de chaque côté.

Dans un saladier, mélangez les tomates et la menthe avec l'huile d'olive et le vinaigre. Mettez de la salade verte et deux pâtés sur chaque pain pita puis étalez de l'houmous (facultatif) et dégustez avec la salade de tomates.

Remarques L'assaisonnement marocain conditionné dans des petits pots en verre est commercialisé au rayon des épices dans la plupart des grandes surfaces. Si vous n'en avez pas sous la main, écrasez une gousse d'ail et mélangez-la avec 1/2 c. à c. de coriandre en poudre, 1/2 c. à c. de cumin, 1/2 c. à c. de paprika, 1/2 c. à c. de poivre noir et 1/2 c. à c. de romarin séché.
L'houmous est un produit commercialisé au rayon des produits frais de certains magasins ou chez les traiteurs.

Le dessert

Pudding

Pour 6 à 8 personnes

600 ml de lait écrémé
3 œufs enrichis en oméga-3
2 c. à s. de sucre en poudre
1 c. à c. d'extrait de vanille
4 tranches (130 g) de pain rassis
1 c. à s. de margarine
100 g de raisins secs mis à tremper dans 2 c. à s. de votre alcool préféré
1 c. à c. de cannelle râpée

Recette à IG bas
Pour une portion :

• kJ	745
• kcal	175
• glucides	25 g
• lipides	4 g
• fibres	1 g

Préchauffez le four à 170 °C.

Graissez légèrement un plat allant au four (contenance environ 1,5 l).

Faites bouillir de l'eau.

Dans un grand récipient, mélangez le lait, les œufs, le sucre en poudre et l'extrait de vanille avec un fouet.

Enlevez la croûte des tranches de pain, étalez une couche épaisse de margarine sur chacune d'elles puis coupez-les en deux dans le sens de la diagonale (vous obtenez des triangles). Mettez les triangles debout dans le plat puis répartissez les raisins secs dans le fond et versez par-dessus le mélange à base d'œufs et de sucre. Faites glissez les tranches de pain afin qu'elles soient imbibées et saupoudrez de cannelle.

Enfournez la lèchefrite et mettez le plat au centre. Versez de l'eau bouillante dans la lèchefrite jusqu'au trois-quarts de la hauteur du plat.

Laissez cuire 1 heure au bain-marie jusqu'à ce que la crème prenne et soit légèrement dorée sur le dessus.

Servez avec de la compote aux fruits rouges et à la cannelle.

Compote aux fruits rouges et à la cannelle

Pour 6 à 8 personnes

185 ml de jus d'orange fraîchement pressé
250 g de sucre en poudre
2 bâtons de cannelle
Zeste d'une orange coupé en fines lanières
500 g de fruits rouges
(framboises, groseilles, myrtilles et fraises)

Recette à IG bas
Pour une portion :
• kJ	610
• kcal	145
• glucides	36 g
• lipides	-
• fibres	2 g

Dans une grande casserole en acier inoxydable, mettez le jus d'orange, le sucre en poudre, les bâtons de cannelle et le zeste de l'orange. Portez à ébullition à feu doux.

Ajoutez les fruits rouges et laissez mijoter 2 minutes, soit jusqu'à ce que les fruits soient chauds et gonflent.

Servez chaud avec du pudding.

Remarque Avant de presser l'orange, récupérez le zeste.

Crème glacée au gingembre et à la nectarine

Pour 8 personnes

2 nectarines de grosseur moyenne (200 g)
1 litre de crème glacée allégée à la vanille
2 c. à c. de miel
125 g de yaourt nature maigre
100 g de fruits secs mélangés et coupés en petits morceaux
4 biscuits au gingembre écrasés
Croquants aux amandes (pour décorer)

Recette à IG bas
Pour une portion :

• kJ	620
• kcal	148
• glucides	27 g
• lipides	3 g
• fibres	2 g

Enlevez le noyau des nectarines et coupez la pulpe en petits dés (0,5 cm).

Sortez la crème glacée du congélateur et laissez-la environ 10 minutes à température ambiante. Transvasez-la dans un grand saladier.

Incorporez le miel dans le yaourt puis versez le yaourt sur la glace. Ajoutez les fruits secs, les biscuits, les nectarines et mélangez le tout rap*ide*ment. Versez la crème glacée dans un moule à cake en aluminium, recouvrez avec du film étirable et laissez reposer au minimum 4 heures au congélateur.

Sortez la crème glacée du congélateur. Faites couler de l'eau chaude dans l'évier et laissez tremper le moule 20 à 30 secondes. Démoulez la crème glacée sur un plat à cake et coupez des tranches épaisses avec un couteau après avoir passé la lame sous l'eau très chaude. Servez avec des croquants aux amandes.

Riz au lait et poires au sirop

Pour 4 personnes

500 ml d'eau
200 g de riz basmati
185 ml de lait concentré écrémé
55 g de cassonade
1 c. à c. d'extrait de vanille
1 boîte de 440 g de poires au sirop

Recette à IG bas
Pour une portion :
• kJ	1 250
• kcal	295
• glucides	65 g
• lipides	traces
• fibres	3 g

Dans une casserole, portez de l'eau à ébullition. Jetez le riz et laissez cuire 15 minutes à feu modéré. Égouttez dans une passoire.

Transvasez le riz égoutté dans la casserole. Ajoutez le lait et faites chauffer à feu doux sans cesser de remuer jusqu'à ce que le lait soit totalement absorbé. Incorporez le sucre et l'extrait de vanille. Laissez refroidir.

Coupez les poires en lamelles. Avec une cuillère à glace, formez des boules de riz dans les assiettes à dessert et décorez avec des lamelles de poires disposées en éventail.

Remarque Un délicieux dessert à IG bas, facile et rapide à réaliser.

Mousse à l'abricot et au miel sur biscuit à la noix de coco

Pour 8 personnes

Pour le biscuit

20 g de noix de coco séchée et grillée
125 g de biscuits aux flocons d'avoine
60 g de margarine poly- ou mono-insaturée fondue

Pour la mousse

125 g d'abricots secs
125 ml d'eau bouillante
400 g de yaourt allégé à l'abricot
60 ml de miel
2 œufs

Recette à IG bas	
Pour une portion :	
• kJ	1 080
• kcal	255
• glucides	32 g
• lipides	12 g
• fibres	2 g

Chemisez un moule rectangulaire (18 x 28) avec du papier aluminium.

Préparation du biscuit : mélangez soigneusement tous les ingrédients dans un saladier puis étalez le mélange au fond du moule en tassant bien.

Faites dorer à four modéré (180 °C) une dizaine de minutes. Sortez du four et laissez refroidir.

Préparation de la mousse Recouvrez les abricots d'eau bouillante et laissez reposer 30 minutes jusqu'à ce que les fruits ramollissent. Mixez les abricots. Incorporez le yaourt, le miel et les œufs et mixez à nouveau jusqu'à obtention d'une préparation lisse et onctueuse.

Étalez la garniture sur le biscuit. Enfournez et laissez cuire à feu modéré (180 °C) 30 à 35 minutes.

Laissez refroidir à température ambiante puis placez plusieurs heures au réfrigérateur. Servez très frais.

Pour faire griller la noix de coco séchée Faites chauffer une poêle à feu doux, jetez la noix de coco et laissez dorer 2 minutes en remuant de temps à autre. Mettez la noix de coco dans un plat et laissez refroidir.

Remarque Un délicieux dessert à IG bas à base de fruits et de biscuit.

Gâteau au fromage et aux fruits frais

Pour 8 personnes

Pour le biscuit

250 g de biscuits aux flocons d'avoine
90 g de margarine poly- ou mono-insaturée fondue

Pour la garniture

2 c. à c. de gélatine en poudre
2 c. à s. d'eau bouillante
200 g de yaourt maigre aux fruits
250 g de fromage blanc maigre
60 ml de miel
1/2 c. à c. d'extrait de vanille
200 g de fruits frais coupés en morceaux (pomme, orange, cantaloup, fraises, poire ou raisins)

Recette à IG bas	
Pour une portion :	
• kJ	1 400
• kcal	335
• glucides	35 g
• lipides	14 g
• fibres	1 g

Préparation du biscuit Dans un saladier, mélangez les biscuits écrasés et la margarine puis versez la préparation dans un moule à tarte (23 cm de diamètre) en tassant bien. Enfournez et faites cuire à feu modéré (180 °C) 10 minutes. Sortez du four et laissez refroidir.

Préparation de la garniture : versez les deux c. à s. d'eau bouillante dans un bol résistant à la chaleur et saupoudrez de gélatine en poudre. Mettez le bol dans une petite casserole contenant de l'eau chaude et faites chauffer au bain-marie à feu doux. Lorsque la gélatine est parfaitement dissoute, laissez-la refroidir.

Mixez la gélatine, le yaourt, le fromage blanc, le miel et l'extrait de vanille jusqu'à obtention d'une préparation lisse et onctueuse.

Répartissez les fruits coupés en morceaux dans le moule sur le biscuit et versez par-dessus la préparation à base de yaourt. Placez au réfrigérateur au minimum 1 heure.

Remarques Un délicieux gâteau au fromage pour vous régaler sans prendre un gramme. N'utilisez ni papayes, ni ananas, ni kiwis qui empêcheraient la gélatine de prendre.

L'en-cas

Pain aux noix, à la banane et aux graines de sésame

Pour 10 personnes/Pour un pain de 775 g

3 c. à s. de miel
1 c. à s. d'huile poly- ou mono-insaturée
3 œufs enrichis en oméga-3
3 grosses bananes écrasées grossièrement
1 c. à c. de cannelle en poudre
125 g de farine levante complète
125 g de farine levante blanche
100 g de noix décortiquées
1 c. à s. de graines de sésame

Recette à IG bas
Pour une portion :
• kJ	1 070
• kcal	255
• glucides	30 g
• lipides	12 g
• fibres	5 g

Préchauffez le four à 180 °C.

Huilez légèrement un moule à cake (24 x 14) et chemisez avec du papier sulfurisé.

Dans un grand saladier, mélangez soigneusement le miel, l'huile et les œufs avec un fouet.

Ajoutez la banane et la cannelle. Mélangez au fouet puis incorporez progressivement la farine en remuant rap*ide*ment.

Jetez les noix dans la préparation, mélangez et transvasez dans le moule. Saupoudrez de graines de sésame.

Mettez la grille du four à mi-hauteur et laissez cuire 45 minutes.

Vérifiez la cuisson à l'aide de la lame d'un couteau qui doit ressortir bien sèche.

Lorsque le dessus est doré, sortez le moule du four, démoulez le pain sur une grille, laissez refroidir et coupez en tranches.

Cookies à la cannelle et au müesli

Pour 12 cookies

2 c. à s. d'huile poly- ou mono-insaturée
3 c. à s. de sirop de sucre de canne
85 ml de jus d'orange
150 g de müesli sans sucre ajouté
125 g de farine levante
1 c. à s. de cannelle
Sucre glace

Recette à IG bas	
Pour un cookie :	
• kJ	550
• kcal	130
• glucides	21 g
• lipides	4 g
• fibres	2 g

Préchauffez le four à 180 °C.

Tapissez le fond d'une tôle à pâtisserie avec du papier sulfurisé.

Dans un grand saladier, mélangez l'huile et le sirop de sucre de canne. Ajoutez le jus d'orange et mélangez soigneusement.

Ajoutez le müesli, la farine et la cannelle et mélangez délicatement.

Avec une cuillère, disposez des boules de pâte sur la tôle à pâtisserie en les espaçant de 2 cm environ.

Enfournez immédiatement et laissez dorer 15 à 20 minutes. Sortez la tôle, mettez les cookies sur une grille et laissez-les refroidir. Saupoudrez de sucre glace.

Muffins aux céréales et à la pomme

Pour 12 muffins

40 g de céréales All-Bran®
165 ml de lait écrémé
75 g de farine levante
2 c. à c. de levure
1 c. à c. de mélange d'épices
75 g de flocons d'avoine complète
80 g de raisins secs
1 pomme verte épluchée, épépinée, sans le cœur
et coupée en cubes de 5 mm
1 œuf légèrement battu
60 ml de miel
1/2 c. à c. d'extrait de vanille

Recette à IG bas
Pour une portion :

• kJ	430
• kcal	100
• glucides	22 g
• lipides	1 g
• fibres	2 g

Dans un saladier, mélangez les céréales All-Bran® et le lait. Laissez reposer 10 minutes.

Dans un autre grand saladier, tamisez la farine puis ajoutez la levure et le mélange d'épices. Incorporez les flocons d'avoine, les raisins secs et les morceaux de pomme.

Dans un bol, mélangez l'œuf, le miel et l'extrait de vanille. Versez le mélange ainsi que les céréales et le lait dans un grand récipient. Mélangez le tout avec une cuillère en bois.

Remplissez un moule à muffins (à 12 trous) préalablement graissé et laissez dorer à four moyen (180 °C) environ 15 minutes. L'intérieur des gâteaux doit être cuit mais moelleux. À déguster chaud ou froid.

Remarque Si vous trouvez que les muffins sont trop secs lorsqu'ils sont froids, mettez-les au four micro-ondes une dizaine de secondes avant de les servir. Si vous n'utilisez pas de miel liquide, faites-le tiédir afin de l'incorporer plus facilement dans la préparation.

Scones au fromage, aux herbes et au son d'avoine

Pour 10 scones

150 g de farine levante tamisée
1 1/2 c. à c. de levure
140 g de son d'avoine
30 g de margarine poly- ou mono-insaturée
125 ml de lait écrémé
2 c. à s. d'eau
60 g de gruyère râpé
2 c. à c. de persil frais émincé
2 c. à c. de basilic frais émincé ou 1 c. à c. de basilic séché
1 c. à c. de romarin séché

Recette à IG bas	
Pour une portion :	
• kJ	530
• kcal	125
• glucides	17 g
• lipides	5 g
• fibres	3 g

Dans un grand saladier, tamisez la farine et la levure puis incorporez le son d'avoine et la margarine coupée en petits morceaux. Préchauffez le four à 200 °C.

Faites un puits au centre dans lequel vous versez le lait et la moitié de l'eau. Pétrissez et ajoutez un peu d'eau si nécessaire. Mettez la pâte sur une planche de travail farinée et pétrissez à nouveau pour obtenir une pâte épaisse et lisse.

Étalez la pâte pour former un rectangle d'environ 1 cm d'épaisseur. Saupoudrez la moitié du fromage et toutes les herbes aromatiques sur la pâte.

Roulez la pâte dans le sens de la longueur comme pour un gâteau roulé puis découpez des tranches de 3 cm d'épaisseur.

Disposez les tranches sur une tôle à pâtisserie graissée et saupoudrez le reste du fromage. Enfournez et laissez dorer une vingtaine de minutes. À servir chaud ou froid.

Remarque Fort appréciés des petits et des grands, ces scones se dégustent au déjeuner avec une salade composée ou seuls pour calmer les petites faims.

Retrouvez, également aux éditions Marabout, les titres de la collection du « Magazine de la santé au quotidien », par les docteurs Marina Carrère d'Encausse et Michel Cymes.

- √ *Les allergies, 2006.*
- √ *L'arthrose, 2006.*
- √ *Un bébé sur commande, 2005.*
- √ *Bien manger, une affaire de santé, 2006.*
- √ *Le cholestérol, 2005.*
- √ *Le diabète, 2005.*
- √ *Les vaccins, 2006.*
- √ *La sexualité, 2005.*

Mise en pages Les PAOistes
Impression en France par Imprimerie Hérissey - N° 103661
Seconde édition
Dépôt légal : 82633-janvier 2007
ISBN : 978-2-501-04870-5
4098034